Ratgeber Kaufsucht

AF557578

Ratgeber zur Reihe Fortschritte der Psychotherapie
Band 50

Ratgeber Kaufsucht

Prof. Dr. Dr. Astrid Müller, Dr. Nora M. Laskowski

Die Reihe wird herausgegeben von:

Prof. Dr. Martin Hautzinger, Prof. Dr. Tania Lincoln, Prof. Dr. Jürgen Margraf, Prof. Dr. Winfried Rief, Prof. Dr. Brunna Tuschen-Caffier

Die Reihe wurde begründet von:

Dietmar Schulte, Klaus Grawe, Kurt Hahlweg, Dieter Vaitl

Astrid Müller
Nora M. Laskowski

Ratgeber Kaufsucht

Informationen für Betroffene und Angehörige

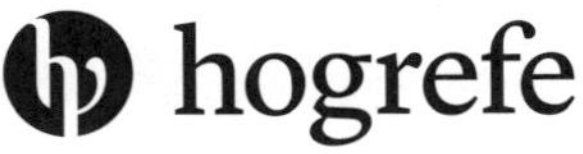

Prof. Dr. Dr. Astrid Müller, geb. 1963. Seit 2011 Leitende Psychologin an der Klinik für Psychosomatik und Psychotherapie der Medizinischen Hochschule Hannover und dort Leiterin der Arbeitsgruppe „Substanzungebundene Abhängigkeitserkrankungen“. 2015 Außerplanmäßige Professorin.

Dr. Nora M. Laskowski, geb. 1992. Seit 2021 Wissenschaftliche Mitarbeiterin der Abteilung Klinische Psychologie, Psychotherapie und Diagnostik des Instituts für Psychologie der TU Braunschweig sowie seit 2022 im Zentrum für Seelische Gesundheit der Universitätsklinik für Psychosomatische Medizin und Psychotherapie am Medizin Campus OWL der Ruhr-Universität Bochum.

Wichtiger Hinweis: Der Verlag hat gemeinsam mit den Autor:innen bzw. den Herausgeber:innen große Mühe darauf verwandt, dass alle in diesem Buch enthaltenen Informationen (Programme, Verfahren, Mengen, Dosierungen, Applikationen, Internetlinks etc.) entsprechend dem Wissensstand bei Fertigstellung des Werkes abgedruckt oder in digitaler Form wiedergegeben wurden. Trotz sorgfältiger Manuskriptherstellung und Korrektur des Satzes und der digitalen Produkte können Fehler nicht ganz ausgeschlossen werden. Autor:innen bzw. Herausgeber:innen und Verlag übernehmen infolgedessen keine Verantwortung und keine daraus folgende oder sonstige Haftung, die auf irgendeine Art aus der Benutzung der in dem Werk enthaltenen Informationen oder Teilen davon entsteht. Geschützte Warennamen (Warenzeichen) werden nicht besonders kenntlich gemacht. Aus dem Fehlen eines solchen Hinweises kann also nicht geschlossen werden, dass es sich um einen freien Warennamen handelt.

Bibliografische Information der Deutschen Nationalbibliothek
Die Deutsche Nationalbibliothek verzeichnet diese Publikation in der Deutschen Nationalbibliografie; detaillierte bibliografische Daten sind im Internet über http://dnb.dnb.de abrufbar.

Das Werk einschließlich aller seiner Teile ist urheberrechtlich geschützt. Jede Verwertung außerhalb der engen Grenzen des Urheberrechtsgesetzes ist ohne Zustimmung des Verlags unzulässig und strafbar. Das gilt insbesondere für Vervielfältigungen, Übersetzungen, Mikroverfilmungen und die Einspeicherung und Verarbeitung in elektronischen Systemen.

Hogrefe Verlag GmbH & Co. KG
Merkelstraße 3
37085 Göttingen
Deutschland
Tel. +49 551 999 50 0
Fax +49 551 999 50 111
info@hogrefe.de
www.hogrefe.de

Umschlagabbildung: © iStock.com by Getty Images / AndreyPopov
Satz: Michael Kleine, Hogrefe Verlag GmbH & Co. KG, Göttingen
Druck: mediaprint solutions GmbH, Paderborn
Printed in Germany
Auf säurefreiem Papier gedruckt

1. Auflage 2022
© 2022 Hogrefe Verlag GmbH & Co. KG, Göttingen
(E-Book-ISBN [PDF] 978-3-8409-3072-0; E-Book-ISBN [EPUB] 978-3-8444-3072-1)
ISBN 978-3-8017-3072-7
https://doi.org/10.1026/03072-000

Inhalt

Vorwort

Kaufsucht ist ein seit langem bekanntes Phänomen, das in der Bevölkerung recht häufig auftritt. Obwohl Schätzungen davon ausgehen, dass etwas 5 % der erwachsenen Bevölkerung eine starke Kaufsuchtgefährdung aufweisen und die Forschung sich diesem Gebiet mehr und mehr zuwendet, ist das Problem nach wie vor nicht als eigenständige psychische Störung anerkannt. Dabei sind die vielen negativen Folgen und der daraus resultierende Leidensdruck sowohl für die Betroffenen als auch für deren Angehörige enorm.

Dieser Ratgeber wendet sich vor allem an Menschen, die sich vom Thema Kaufsucht persönlich betroffen fühlen. Dazu zählen sowohl Menschen, die selbst an einer Kaufsucht und deren Folgen leiden, als auch deren Angehörige, Bekannte, Freundinnen und Freunde, Kolleginnen und Kollegen sowie Personen aus professionellen Hilfesystemen.

Der Ratgeber soll dabei unterstützen, die Störung besser zu verstehen und Betroffene, deren Angehörige und weitere Interessierte über das Störungsbild, seinen Verlauf, die Ursachen, die Folgen sowie verschiedene Behandlungsoptionen aufzuklären. In diesem Ratgeber werden vor allem Selbsthilfemöglichkeiten erläutert. Diese reichen oftmals aus, um das Problem in den Griff zu bekommen. Wenn das jedoch nicht gelingt, ist eine Therapie erforderlich. Hinweise dazu werden in Kapitel 3.6 gegeben.

Kapitel 1 des Buches beschreibt, wie sich eine Kaufsucht äußert, wie man sie erkennen kann und welche Konsequenzen Betroffene erfahren. Zudem wird kurz auf die Häufigkeit von Kaufsucht in der Bevölkerung sowie auf den Zusammenhang von Kaufsucht mit anderen psychischen Störungen eingegangen. In Kapitel 2 steht die Entstehung einer Kaufsucht im Vordergrund. Kapitel 3 richtet sich direkt an Betroffene und informiert über Selbsthilfemöglichkeiten. Ergänzend werden die wesentlichen Inhalte einer Therapie kurz skizziert. Kapitel 4 wendet sich an Angehörige und gibt Empfehlungen, wie sie Betroffene unterstützen können. Am Ende des Buches findet sich eine Auflistung weiterführender Informationen und hilfreicher Literatur.

Wir bedanken uns bei allen, die unsere Arbeit an diesem Ratgeber unterstützt haben. Dabei denken wir in erster Linie an unsere Patientinnen und Patienten, die uns Einblicke in ihre Probleme und Lebenssituationen gewährt und an den Behandlungen sowie diversen Forschungsstudien teilgenommen haben. Natürlich gilt unser Dank auch unseren Kolleginnen und Kollegen für den fachlichen Austausch und unseren Familien für den unermüdlichen Support. Nicht zuletzt möchten wir uns beim Hogrefe Verlag für das Interesse am Thema Kaufsucht und die Einladung, diesen Ratgeber zu schreiben, bedanken.

Hannover und Braunschweig, Januar 2022

A. Müller und
N.M. Laskowski

1 Kaufsucht – Was ist das?

1.1 Woran erkennt man eine Kaufsucht?

Kaufsucht ist eine psychische Störung, die durch den entgleisten, unvernünftigen Erwerb von unnötigen Konsumgütern gekennzeichnet ist. Der für die Betroffenen nur schwer oder gar nicht kontrollierbare Warenkonsum, die enorme gedankliche Beschäftigung mit kaufbezogenen Themen und Konsumgütern sowie das unwiderstehliche Kaufverlangen führen längerfristig zu erheblichen negativen Folgen. Wir sprechen auch von einem pathologischen, also einem krankhaften Kaufverhalten.

Eine Kaufsucht kann sich auf ganz unterschiedliche Waren beziehen. Manche Menschen kaufen exzessiv Kleidung, Taschen, Schuhe, Drogerieartikel oder Kosmetika, andere eher Bücher, Elektrogeräte, Elektronikartikel oder Bastelmaterialien. Selbst Nahrungsmittel können im Rahmen einer Kaufsucht exzessiv erworben werden.

Typisch für Kaufsucht ist der Zusammenhang zwischen Kaufattacken und emotionaler Befindlichkeit. Dies ist den meisten Betroffenen allerdings nicht von Anfang an klar, sondern wird ihnen häufig erst dann bewusst, wenn sie ihr unangemessenes Kaufmuster hinterfragen. Zu Beginn der Störung sind es vor allem positive Empfindungen, die durch das Kaufen ausgelöst oder verstärkt werden, z. B. Freude, angenehme Erregung oder Spaß. Ebenso kann das Bedürfnis nach Belohnung oder Selbstgeschenken („Sich etwas Gutes tun“) durch Kaufen erfüllt werden. Es kann aber auch sein, dass Kaufen dazu eingesetzt wird, negative Empfindungen, wie z. B. Traurigkeit, Ärger, Langeweile, Einsamkeit, Enttäuschung oder innere Anspannung, zu kompensieren. Wenn Sie merken, dass Sie oft Dinge erwerben, die Sie gar nicht benötigen oder die Sie sich nicht leisten können und dass Sie einkaufen, um einen „Kick“ zu erleben, um sich besser bzw. weniger schlecht zu fühlen oder um sich zu belohnen oder einfach nur zum Zeitvertreib, könnten dies Frühwarnzeichen für eine Kaufsucht sein.

Für eine erste Selbsteinschätzung Ihres Kaufverhaltens sollten Sie die Fragen im folgenden Kasten beantworten. Die Fragen beginnen mit „Kommt es öfter vor, als Ihnen lieb ist, dass …". Hier kann sich die Beurteilung natürlich von Person zu Person unterscheiden. Bitte überlegen Sie, welche Antwort (Ja oder Nein) bezogen auf die letzten sechs Monate am ehesten auf Sie zutrifft. Nur Ihre Einschätzung zählt. Es kann übrigens hilfreich sein, nicht zu lange über die Antwort nachzudenken.

Selbsteinschätzung Kaufsucht

Kommt es öfter vor, als Ihnen lieb ist, dass …

1. … Sie mehr Dinge einkaufen als geplant?	☐ Ja	☐ Nein
2. … Sie etwas kaufen, damit Sie sich besser fühlen?	☐ Ja	☐ Nein
3. … Sie anderen Menschen gegenüber unehrlich sind, was Ihr Kaufverhalten betrifft?	☐ Ja	☐ Nein
4. … Sie Dinge kaufen, von denen Sie hinterher feststellen, dass Sie sie nicht benötigen?	☐ Ja	☐ Nein
5. … Ihre Gedanken ums Thema Kaufen kreisen?	☐ Ja	☐ Nein
6. … Sie Dinge, die Sie gekauft haben, nicht benutzen?	☐ Ja	☐ Nein
7. … Sie Dinge, die Sie gekauft haben, vor anderen verstecken oder verheimlichen?	☐ Ja	☐ Nein
8. … sich eine Person aus Ihrer Familie oder Ihrem Freundeskreis darüber beschwert, dass Sie zu viel kaufen?	☐ Ja	☐ Nein
9. … Sie finanzielle Probleme haben, weil Sie etwas gekauft haben?	☐ Ja	☐ Nein
10. … Sie mehr Geld beim Einkaufen ausgeben als vorgesehen?	☐ Ja	☐ Nein
11. … Sie sich Geld borgen, um etwas kaufen zu können?	☐ Ja	☐ Nein

Anhand dieser Fragen kann natürlich noch keine Diagnose, also eine Entscheidung über das Vorliegen einer Kaufsucht, gestellt werden. Wenn Sie jedoch die Hälfte der Fragen oder mehr mit „Ja" beantwortet haben, sollten Sie die Sache weiter abklären lassen. Dies kann in einer Spezialambulanz für Verhaltenssüchte, einer psychotherapeutischen oder psychiatrischen Praxis oder auch in einer Beratungs- oder Fachstelle der Suchthilfe geschehen (dazu finden Sie auch noch weitere Informationen in Kapitel 3.6). Sollten Sie nicht wissen, an wen Sie sich wenden können, kann auch Ihre Hausärztin oder Ihr Hausarzt eine erste Anlaufstelle sein.

Häufig können Fallbeispiele zum Verständnis einer Störung beitragen. Die im Folgenden vorgestellten Patientinnen und Patienten wurden in der Kaufsuchtsprechstunde der Klinik für Psychosomatik und Psychotherapie der Medizinischen Hochschule Hannover untersucht und haben uns erlaubt, ihre Fallbeispiele zu dokumentieren. Nicht immer treffen alle genannten Aspekte auf eine Person zu, die an Kaufsucht leidet. Neben typischen Kernsymptomen, auf die im folgenden Kapitel noch näher eingegangen wird, kann sich die Störung bei jedem Menschen etwas anders äußern. Die hier vorgestellten Fallbeispiele illustrieren Symptome, die von Menschen mit Kaufsucht häufig beschrieben werden. Sie sollen Ihnen dabei helfen, etwaige krankhafte Muster bei sich selbst zu erkennen.

Fallbeispiel: Frau D.

Frau D. ist 49 Jahre alt und arbeitet als Anlagenberaterin in einer Bank. Sie leide seit vielen Jahren unter einem für sie schwer zu kontrollierenden Kaufdrang. Allerdings sei ihr dies erst bewusst geworden, seitdem sie ihre Finanzen nicht mehr im Griff habe. Neben Schulden in Höhe von mehreren Tausend Euro gäbe es mittlerweile auch heftige Ehekonflikte wegen ihrer Kaufattacken. Inzwischen verheimliche sie ihre Einkäufe vor ihrem Ehemann, weil sie weitere Auseinandersetzungen mit ihm fürchte. Er könne nicht nachvollziehen, dass sie so unvernünftig sei und so viele unnütze Haushaltsgegenstände, Drogerieartikel, Kosmetika, Kleidungsstücke und Schmuck kaufe. Besonders ärgerlich sei er, weil sie unlängst sogar hinter seinem Rücken Geld vom gemeinsamen Konto abgehoben habe, das eigentlich für den nächsten Urlaub angespart worden sei, um irgendwelchen „Kram" zu kaufen. Sie bestelle die Waren fast ausschließlich online, könne jedoch auch bei Angeboten im Supermarkt oder in der

Drogerie oft nicht widerstehen. Meistens shoppe sie via Smartphone, entweder wenn sie unterwegs sei oder nachts, wenn sie nicht schlafen könne. In der letzten Zeit habe sie sogar begonnen, während der Arbeitszeit im Büro Sachen im Internet zu bestellen. Inzwischen sei sie bei vielen Online-Händlern gesperrt, weil sie Rechnungen nicht bezahlt habe. Sie finde jedoch trotzdem Wege, um weitere Bestellungen zu tätigen. So habe sie bereits zweimal unbemerkt etwas auf den Namen ihrer Schwester bestellt und zu sich nach Hause liefern lassen. Frau D. habe nach dem letzten Krach mit ihrem Ehemann erfolglos versucht, seltener etwas zu kaufen. Schon nach zwei Tagen sei sie so nervös und angespannt gewesen, dass sie bei einem Newsletter ihres Online-Lieblingshändlers schwach geworden sei und wieder heimlich etwas bestellt habe.

Fallbeispiel: Frau F.

Frau F. ist 33 Jahre alt, lebt allein und arbeitet als Sekretärin. Vor zwei Jahren sei sie in eine andere Stadt gezogen, weil sie einen neuen Job angenommen habe, der sie sehr beanspruche. Seit dem Umzug seien ihre außerberuflichen Kontakte auf ein Minimum geschrumpft. Sie habe ganz oft das Bedürfnis, sich etwas Gutes tun zu müssen, indem sie sich etwas Schönes zum Anziehen kauft, am liebsten hochpreisige Markenware. Zum einen bekomme sie auf der Arbeit häufig Komplimente für ihre tollen Outfits, zum anderen sei der Kontakt zu den netten Verkäuferinnen und Verkäufern ihrer Lieblingsboutique einer der wenigen Sozialkontakte außerhalb des Büros. Mehr als die Hälfte der Kleidungsstücke und Schuhe, die sie in der Boutique gekauft hat, würde sie gar nicht tragen. An vielen Sachen habe sie noch nicht mal das Etikett entfernt. Die Sachen würden im Schrank hängen. Da die Schuhe nicht mehr in den Schrank passen würden, habe sie angefangen, den Keller mit Schuhkartons vollzustellen. Sie könne sich einfach nicht von den Sachen trennen, selbst wenn sie sie nicht trage. Inzwischen überziehe sie regelmäßig ihr Konto, obwohl sie eigentlich gut verdiene. Die drohende Verschuldung habe bislang jedoch nicht dazu geführt, dass sie ihr Kaufverhalten einschränke. Stattdessen würde der Wunsch nach neuer schöner Kleidung und neuen schicken Schuhen immer stärker werden. So passiere es, dass sie an den Wochenenden regelmäßig ihre Lieblingsboutique aufsuche und etwas einkaufe.

Fallbeispiel: Herr K.

Herr K. hatte sich bereits vor drei Jahren erstmalig wegen einer Kaufsucht bei uns vorgestellt. Grund für die damalige Vorstellung waren maßlose Online-Bestellungen, die er vorgenommen hatte, obwohl er wusste, dass er sie nicht würde bezahlen können. Damals war eine ambulante Behandlung vereinbart worden, die er aber nicht antrat. Er habe seine Frau kennengelernt, Insolvenz angemeldet und die Kaufattacken eigentlich eingestellt. Die Insolvenz habe bis vor 6 Monaten bestanden und er sei schuldenfrei. Die jetzige Vorstellung erfolgt, weil er wieder begonnen habe, Gelder „umzuschichten", sodass eine erneute Verschuldung drohe. Herr K. berichtet über neuerliche exzessive Internetkäufe von z.B. Büchern, Jeans, T-Shirts, Turnschuhen, Jacken und Elektronikartikeln. Er browse täglich ungefähr vier Stunden auf Internetkaufportalen. Von den vielen unnötigen Dingen, die er bestelle, würde er nichts zurückschicken. Ungefähr dreiviertel der Sachen blieben unbenutzt und würden in Vergessenheit geraten. Im Rahmen der Finanzierung für einen Hauskauf habe seine Ehefrau nun unlängst Einsicht in die Kontoauszüge genommen und bemerkt, dass Herr K. ohne ihr Wissen tägliche Abbuchungen für Einkäufe veranlasst habe, die nicht besprochen waren. Über diesen Vertrauensmissbrauch sei sie zutiefst enttäuscht gewesen und habe die Trennung erwogen. Dies habe dazu geführt, dass Herr K. sein unangemessenes Kaufverhalten nun verändern möchte. Bis zu diesem „Vorfall" habe er die Konsequenzen seines Verhaltens komplett ausgeblendet, einschließlich drohender Verschuldung und familiärer Probleme. Die Käufe hätten der Emotionsregulation gedient. Auslöser seien negative Befindlichkeiten gewesen, wie z.B. Gefühle von Wut, Traurigkeit oder Hilflosigkeit, die er durch das Surfen auf Shoppingwebsites und Bestellungen kurzfristig habe regulieren können.

1.2 Wie wirkt Kaufsucht auf andere?

Für andere ist eine Kaufsucht zunächst oft schwer zu erkennen. Im Gegensatz zu einer längerfristigen Alkohol- oder Drogenabhängigkeit gibt es keine sichtbaren körperlichen Anzeichen für das entgleiste Kaufverhalten. Ganz im Gegenteil ist es häufig so, dass Menschen mit Kaufsucht ein sehr gepflegtes

Äußeres haben und sehr viel Wert auf das optische Erscheinungsbild und die Dinge, die sie umgeben, legen. Dies wird vom Umfeld meistens erst einmal positiv bewertet. Beispielsweise ernten Betroffene im Ausbildungs- und Berufsalltag für ihre wechselnden Outfits oft Komplimente. Menschen, die sich scheinbar viel leisten können, anderen große Geschenke machen, sich durch einen guten Geschmack auszeichnen oder beim Recherchieren nach bestimmten Waren besonders erfolgreich sind und immer das beste Produkt ausfindig machen, werden sogar oft bewundert.

Die Kaufsucht ist für andere also nicht gleich sichtbar. Erst wenn die negativen Folgen (vgl. Kapitel 1.6) des überhöhten Warenkonsums allmählich zunehmen, regen sich bei anderen Unmut über das unvernünftige Einkaufen und Zweifel über die Solvenz der betroffenen Person. Dabei sind die finanzielle Situation, der Verdienst und die monetären Verpflichtungen einer Person generell – also auch unabhängig von Kaufsucht – Tabuthemen. Hinzu kommt, dass es Menschen mit Kaufsucht schwerfällt, ehrlich über ihr Kaufverhalten zu sprechen, da sie sich dafür schämen und es ihnen peinlich ist. Selbst wenn andere das entgleiste Kaufverhalten direkt ansprechen, bagatellisieren Menschen mit Kaufsucht ihren unangemessenen Warenkonsum lange Zeit oder begründen ihn mit fadenscheinigen Erklärungen.

Spätestens wenn die Kaufsucht von anderen nicht mehr übersehen werden kann, beispielsweise wegen Verschuldung oder gar Straffälligkeit, stößt sie bei anderen in der Regel auf Unverständnis. Das hängt damit zusammen, dass die Kaufexzesse nicht vernünftig sind und das Geldausgabeverhalten sich nicht an den üblichen Regeln orientiert. Besonders unverständlich für andere ist auch die Fortsetzung oder sogar Zunahme der Kaufattacken trotz der unübersehbaren negativen Folgen. Die mit dem Kaufen verbundenen Empfindungen, Stimmungen und Gedanken bleiben Außenstehenden in aller Regel lange verborgen. Deswegen fällt es ihnen schwer, sich in einen Menschen mit Kaufsucht zu versetzen. Angehörige, der Freundes- und Bekanntenkreis und sogar viele professionell Helfende fragen sich, wie es sein kann, dass jemand trotz kaufsuchtbedingter enormer finanzieller Probleme, familiärer Zerrüttung und anderer schwerwiegender Probleme quasi sehenden Auges weiter ins Unheil rennt. Die Lügen, das Verheimlichen und die Betrügereien rund um die Kaufsucht verprellen andere Menschen. Deren Vorwürfe an die betroffene Person sind zwar durchaus nachvollziehbar. Sie helfen allerdings relativ wenig.

Mit der Zeit besteht die Gefahr, dass sich der Blick anderer auf einen Menschen mit Kaufsucht zunehmend einengt. Die betroffene Person kann von ihnen dann oft nicht mehr als Persönlichkeit mit sowohl liebenswerten als auch problematischen Facetten gesehen und verstanden werden. Wenn die Lügen und Betrugsdelikte überhandnehmen, werden die Betroffenen von ihrem Umfeld immer öfter als primär willensschwache, betrügerische, unzuverlässige Personen wahrgenommen. Gegenseitiges Überforderungserleben und Beziehungskonflikte können zu einem Fortbestehen der Kaufsucht beitragen. Daher ist es so wichtig, die Angehörigen über das Thema Kaufsucht zu informieren und nach Möglichkeit in die Selbsthilfe, Beratung oder Therapie einzubeziehen. *Denn:* Angehörige, Freundinnen und Freunde sowie Bekannte können durchaus eine unterstützende Rolle einnehmen. Wie dies gelingen kann und was vermieden werden sollte, beschreiben wir in Kapitel 4.

1.3 Kernsymptome von Kaufsucht

Im Folgenden wollen wir noch etwas detaillierter auf das Störungsbild Kaufsucht eingehen. Dabei werden wir uns auf die in Abbildung 1 genannten Kernsymptome konzentrieren, die charakteristisch für Kaufsucht sind.

Wiederholter Kontrollverlust über den Warenkonsum

Eines der Hauptsymptome von Kaufsucht ist der wiederholte Kontrollverlust über den Warenkonsum in Form von Kaufattacken. Während dieser Episoden kaufen die Betroffenen nicht ihrem Bedarf und meistens auch nicht ihrer finanziellen Situation entsprechend ein. Das bedeutet, dass Dinge konsumiert werden, die eigentlich nicht benötigt oder die in der Stückzahl nicht gebraucht werden (z. B. mehrere Hosen auf einmal) oder die zu teuer sind. Die Waren werden später wenig oder überhaupt nicht benutzt. Einige Betroffene verschenken die Dinge oder verkaufen sie mit Verlust. Andere entsorgen sie in der Mülltonne oder lassen sie einfach liegen.

Falls Sie die erworbenen Waren nicht weggeben, sondern horten, gehören Sie zu dem Drittel der Betroffenen, die neben der Kaufsucht auch unter einem pathologischen Horten leiden. Darauf wird in Kapitel 1.7 noch näher eingegangen werden.

Wiederholter Kontrollverlust über den Warenkonsum
Intensiver Kaufdrang
Starke gedankliche Beschäftigung mit kaufbezogenen Themen
Finanzielle Probleme
Beeinträchtigung in wichtigen Lebensbereichen
Psychische Probleme
Kaufbezogene Aktivitäten haben Priorität im Alltag
Fortführung des unangemessenen Warenkonsums trotz negativer Konsequenzen

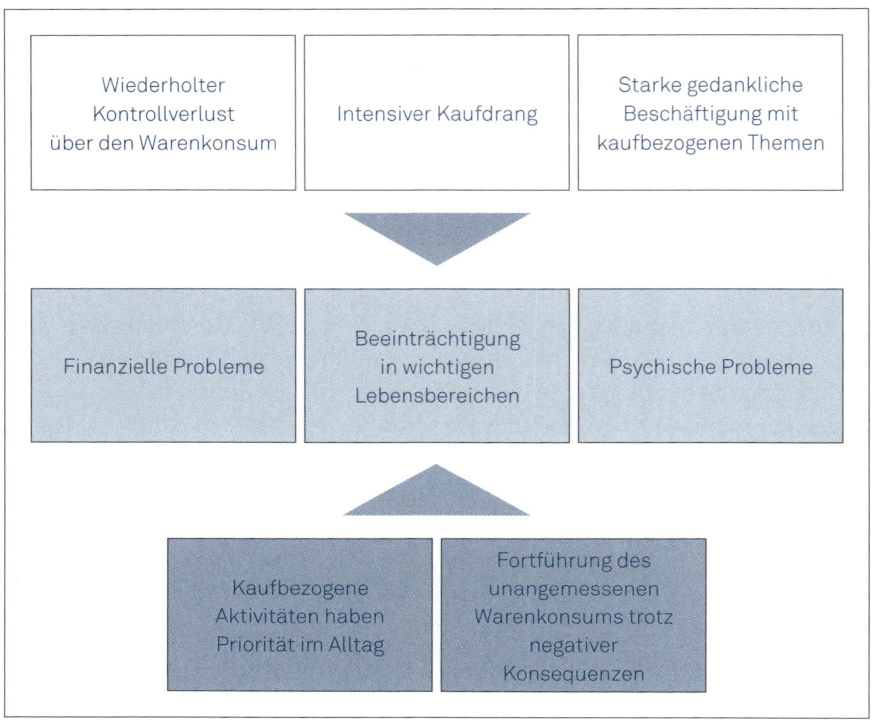

Abbildung 1: Kernsymptome von Kaufsucht

Intensiver Kaufdrang

Kaufattacken sind zumindest am Anfang der Störung oft mit positiven Empfindungen und nicht selten sogar mit einem regelrechten „Kick" verbunden, den Sie vielleicht auch schon mal beim Shoppen erlebt haben. Wenn mit der Zeit immer öfter gekauft wird, um sich schnell wieder in eine so gute Stimmung zu versetzen oder sich zu belohnen, verstärkt sich das Kaufverlangen. Kaufen kann ebenso mit einer schnellen, wirksamen Verringerung von negativen Empfindungen, z.B. Enttäuschung oder Einsamkeit, verbunden sein. Das bedeutet, dass Kaufen immer wieder genutzt wird, um die negativen Empfindungen zu reduzieren oder zu kompensieren. Beide (Lern-)Mechanismen – sowohl die Erfahrung positiver Empfindungen als auch die Reduktion negativer Empfindungen durch Kaufen – können dazu beitragen, dass mit der Zeit immer häufiger quasi „automatisch“ eingekauft wird, sobald die entsprechende Stimmung angestrebt wird bzw. vermieden werden soll. Hinzu kommt, dass das menschliche Gehirn diese Zusammenhänge abspeichert und Menschen mit Kaufsucht irgendwann nicht mehr nur beim Ansehen einer bestimmten Ware, sondern schon bei der Konfrontation mit kaufbezogenen Reizen (z. B. bei der Ansicht des Smartphones, mit dem üblicherweise im Internet geshoppt wird) mit einem starken Kaufverlangen reagieren. Dieser Kaufdrang ist ein subjektives Gefühl, das als extrem und unwiderstehlich wahrgenommen wird, und das dem Craving[1] bei einer substanzgebundenen Abhängigkeit (z. B. Alkoholabhängigkeit) ähnelt.

Starke gedankliche Beschäftigung mit kaufbezogenen Themen

Neben dem subjektiv empfundenen Kaufverlangen berichten Betroffene nahezu immer auch über eine starke gedankliche Beschäftigung mit dem Thema Kaufen. Die Gedanken kreisen um die jeweils bevorzugten Konsumwaren, Marken, Preise, Angebote, das Für und Wider des Kaufes, die vorhandenen oder zu besorgenden finanziellen Mittel u. Ä. Dazu gehören mitunter auch Fantasievorstellungen darüber, wie es wäre, eine bestimmte Ware zu besitzen, sich damit zu zeigen, sich wohler zu fühlen, Aufmerksamkeit und Komplimente zu bekommen oder eine schöne Sache an jemanden zu verschenken und von dieser Person mit Zuwendung bedacht zu werden. Menschen mit Kaufsucht können solche Gedanken nur schwer unterdrücken oder vorbeiziehen lassen. Kaufgedanken können sich sogar manchmal nachts aufdrängen und zu Schlafproblemen beitragen.

Finanzielle Probleme, Beeinträchtigung in wichtigen Lebensbereichen und psychische Probleme

Das exzessive, nicht am Bedarf und auch nicht an den finanziellen Möglichkeiten orientierte Kaufverhalten hat langfristig viele negative Folgen, die in Kapitel 1.6 ausführlicher beleuchtet werden.

---

1 „Craving“, die englische Bezeichnung für intensives Verlangen oder Begehren, hat sich als Fachbegriff für das starke Verlangen nach einer bestimmten Substanzwirkung von Menschen mit Süchten etabliert.

Priorität trotz negativer Konsequenzen

Im Verlauf der Störung erlangen die kaufbezogenen Aktivitäten Priorität im Leben der von einer Kaufsucht betroffenen Menschen. Das bedeutet, dass familiäre und berufliche Alltagspflichten sowie Hobbys vernachlässigt werden, weil die betroffene Person gedanklich, emotional und mit ihrem Verhalten zu stark mit Aspekten des Einkaufens beschäftigt ist. Obwohl die Kaufepisoden längst nur noch kurzfristig zu positiven Empfindungen führen oder diese nicht mehr so stark ausgeprägt sind wie am Anfang und obwohl solche Kaufattacken inzwischen diverse unangenehme Folgen haben, treten sie weiter auf. In einer Art Teufelskreis, der in Abbildung 2 skizziert ist, kann das

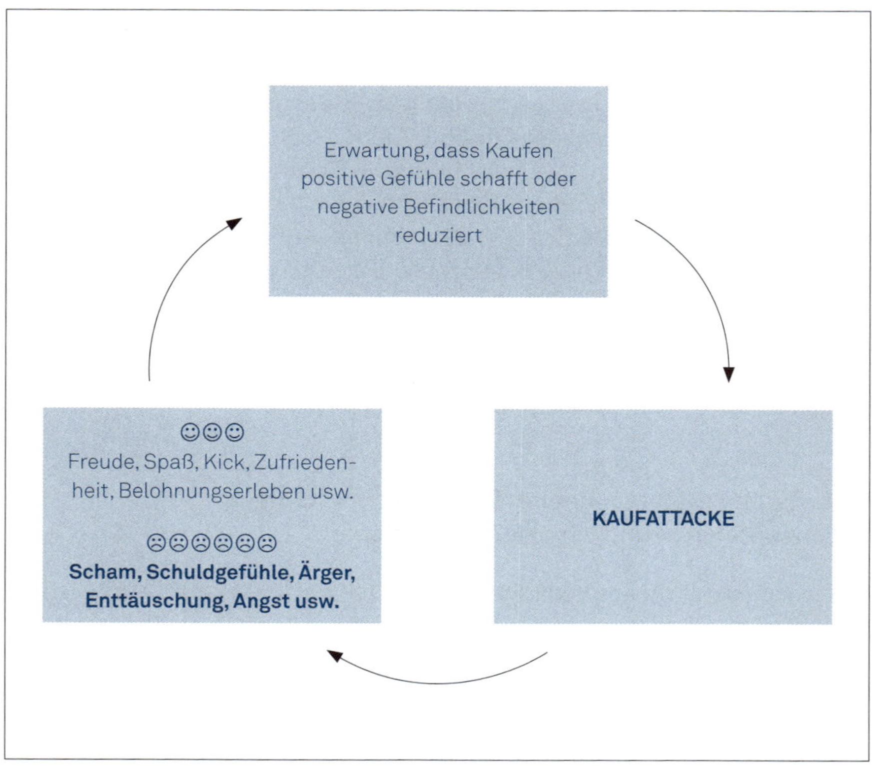

Abbildung 2: Teufelskreis der Kaufsucht

pathologische Kaufverhalten sogar völlig eskalieren. Zwar treten zuerst kurzfristige positiven Emotionen auf, dann aber überwiegen die negativen Folgen. Dies führt dann in Erwartung an die positiven Emotionen wieder zu neuen Kaufattacken, und der Teufelskreis wird fortgeführt. Kaufbezogene Scham- und Schuldgefühle werden z.B. durch eine neuerliche Kaufattacke zu kompensieren versucht. Hinzu können Gedanken kommen, wie z.B. „Ist doch eh schon egal." oder „Hat ja bisher auch immer irgendwie funktioniert mit dem Geld." oder „Wie soll ich mir denn sonst was Gutes tun?" oder „Andere machen das doch auch." u.Ä.

1.4 Unterschiedliche Erscheinungsformen von Kaufsucht

Kann man zwischen männlicher und weiblicher Kaufsucht unterscheiden?

Frauen scheinen häufiger von Kaufsucht betroffen zu sein als Männer. Das gilt vor allem für das mittlere und späte Erwachsenenalter, bei jungen Erwachsenen wurden solche Geschlechtsunterschiede hingegen wesentlich seltener gefunden. Daneben fallen auch Unterschiede zwischen Männern und Frauen hinsichtlich der Warenpräferenz auf. Die meisten Frauen mit Kaufsucht erleben vor allem beim Erwerb von Kleidung, Schuhen, Dekorationsartikeln, Kosmetika, Haushaltsprodukten, Drogerieartikel u.Ä. einen Kontrollverlust. Männer mit Kaufsucht konsumieren eher Elektronikartikel, Werkzeug, Sportwaren, Bücher u.Ä. extensiv. Allerdings sollten diese Unterschiede nicht überbewertet werden. Beim näheren Hinsehen zeigt sich beispielsweise, dass auch Männer mit Kaufsucht exzessiv Kleidung und Schuhe kaufen können. Genauso gibt es viele Frauen mit Kaufsucht mit einem Hang zu Elektronikartikeln, Büchern usw. Eine Betrachtung rein nach Geschlechtsstereotypen wird dem jeweiligen Einzelfall nicht gerecht. Zudem sollten neben weiblichen und männlichen Personen auch diejenigen berücksichtigt werden, die ihr Geschlecht als divers einordnen. Insgesamt gilt, dass die in Kapitel 1.3 genannten Kennzeichen von Kaufsucht unabhängig vom Geschlecht bei den betroffenen Personen zu finden sind.

Welche Unterschiede gibt es zwischen Offline- und Online-Kaufsucht?

In den letzten Jahren kann eine Verlagerung des Warenkonsums hin zum Online-Shopping beobachtet werden. Während einige Menschen mit Kaufsucht nach wie vor am liebsten nur im stationären Handel – also in Geschäften, Kaufhäusern, Boutiquen usw. – einkaufen, nutzen inzwischen viele Menschen das Internet für die Warenrecherche und für Online-Bestellungen. Im Zuge dessen kann sich eine bevorzugt online ausgelebte Kaufsucht entwickeln. Man kann auch von einer analogen (= Offline-Kaufsucht) und einer digitalen (= Online-Kaufsucht) Kaufsucht sprechen.

Für Online-Kaufsucht sind die Merkmale aus Kapitel 1.3 ebenso charakteristisch wie für Offline-Kaufsucht. Allerdings kommen bei Online-Kaufsucht einige zusätzliche Aspekte hinzu, die mit der Internetnutzung zu tun haben. Online-Shopping kann wesentlich simultaner und schneller ablaufen als traditionelles Einkaufen. Beim Einkaufen via Internet gibt es kaum körperliche und zeitliche Begrenzungen. Öffnungszeiten spielen z. B. keine Rolle mehr. Man kann mit dem Smartphone oder Tablet bequem zu jeder Tageszeit gleichzeitig mehrere Shopping-Websites aufsuchen. Die schier unendliche Produktvielfalt und die Anonymität beim Einkaufen sowie die Möglichkeit einer raschen Bedürfnisbefriedigung können zu unnötigen Einkäufen verführen. Hinzu kommen personalisierte Sonderangebote, Pop-up Messages, Audio-Clips u. Ä., die zum stundenlangen Browsing und übermäßigem Shoppen animieren. Auch die Zahlungsmethoden, die stetig vereinfacht werden, und „1-Klick-Käufe" können eine Online-Kaufsucht fördern.

Die meisten Menschen mit Kaufsucht nutzen sowohl Offline- als auch Online-Möglichkeiten, wobei in den letzten Jahren zusehends eine Verschiebung hin zu mehr Online-Kaufsucht zu verzeichnen ist. Dabei ist die Präferenz der Einkauforte nicht immer stabil und sie kann im Laufe der Störung oder Behandlung durchaus wechseln. Hinzu kommen äußere Faktoren. Wenn der stationäre Handel beispielsweise Restriktionen unterliegt (z. B. Covid-19-Pandemie 2020), ist es nachvollziehbar, dass sich der Warenkonsum noch mehr ins Internet verlagert.

1.5 Verlauf der Störung

In den meisten Fällen von Kaufsucht handelt es sich um einen chronischen Verlauf mit einem frühen Beginn im Jugend- oder jungen Erwachsenenalter. Viele Betroffenen berichten, dass die Störung episodenhaft verläuft. Das bedeutet, dass sie zwischenzeitlich auch Phasen ohne Kaufsuchtsymptome erleben. Eine vollständige „Heilung“ in dem Sinne, dass die Personen immun gegen Kaufsucht werden und nie wieder Rückfälle befürchten müssen, ist eher selten. Aber es ist durchaus realistisch, dass Menschen mit Kaufsucht lernen, mit dem Kaufverlangen alternativ umzugehen und dadurch weniger Kaufattacken erleben. Inzwischen gibt es verschiedenen Optionen und wirksame Behandlungskonzepte für Kaufsucht, auf die in Kapitel 3 noch eingegangen wird. Wichtig ist in jedem Fall, dass betroffene Menschen die Funktionalität der Kaufexzesse reflektieren und lernen, riskante Situationen und innere Auslöser für Kaufattacken rechtzeitig zu erkennen und ihr Kaufverlangen zu kontrollieren.

1.6 Welche negativen Folgen kann Kaufsucht haben?

Wie in Kapitel 1.3 bereits erwähnt, resultiert Kaufsucht längerfristig in vielen negativen Folgen, die bei den Betroffenen unterschiedlich ausgeprägt sein können. In aller Regel sind es erst die enormen negativen Folgen von Kaufsucht, die jemanden dazu bewegen, sich an eine Selbsthilfegruppe zu wenden oder professionelle Hilfe zu suchen (z.B. Beratung, Psychotherapie). Darum kommen viele Betroffene erst nach Jahren in die Beratung oder Therapie. Abbildung 3 zeigt eine Auflistung langfristiger negativer Folgen von Kaufsucht. Auch hier gilt, dass nicht alle der an dieser Stelle beschriebenen Konsequenzen auf Sie zutreffen müssen. Es handelt sich eher um eine Sammlung von Beispielen, die uns im klinischen Alltag häufig berichtet wurden.

Die negativen Konsequenzen können zu Einschränkungen in verschiedenen wichtigen Lebensbereichen führen. Im sozialen Bereich betreffen die negativen Folgen meistens die familiären Beziehungen, die Partnerschaft und den Freundeskreis. Fast immer treten familiäre Konflikte wegen des maßlosen Kaufverhaltens, der unablässigen Geldausgaben, der Verschuldung und gegenseitigen Enttäuschung auf. Darunter kann auch die Partner-

SOZIAL
Familiäre Konflikte
Trennungen
Verlust von Freundschaften
...
EMOTIONAL
Depressivität
Erhöhte Reizbarkeit
Angstzustände
...
AUSBILDUNG/ BERUF
Verminderte Leistungsfähigkeit
Verpasste Karriere-chancen
...
KAUFSUCHT
KOGNITIV
Aufmerksamkeits- und Konzentrations-störungen
Entscheidungs-unsicherheit
...
FINANZEN
Finanzielle Engpässe
Verschuldung
Privatinsolvenz
...
KÖRPERLICH
Verspannungen
Schlafstörungen
Schmerzen
...
DELINQUENZ
Eingehungsdelikte
Kreditkarten-missbrauch
Veruntreuung
...

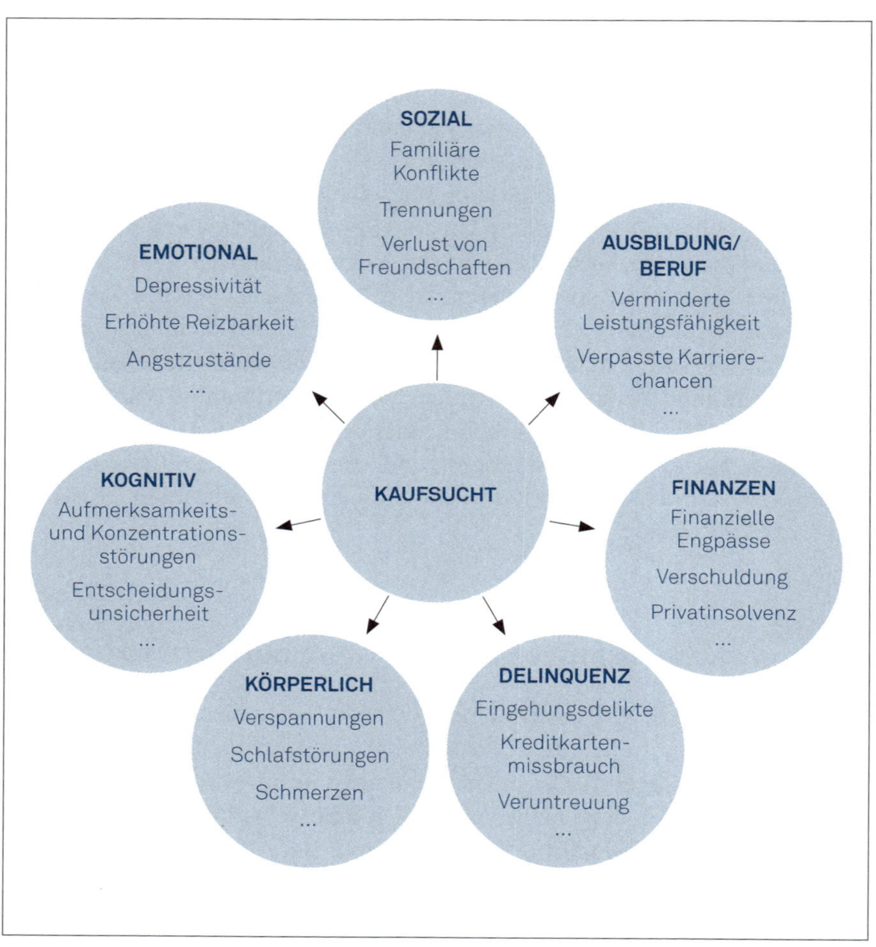

Abbildung 3: Mögliche langfristige Folgen von Kaufsucht

schaftsqualität leiden. Viele Betroffene lügen, um die Kaufexzesse zu vertuschen und gleichwohl ihr Kaufverhalten aufrechterhalten zu können. Das führt zu Vertrauensverlust auf Seiten von Angehörigen, Freundinnen und Freunden und Bekannten.

Auch in Schule, Ausbildung und Beruf entstehen Belastungen bis hin zu Leistungsproblemen. In einigen Fällen kann das so weit gehen, dass die berufliche Weiterentwicklung gefährdet ist und Karrierechancen verpasst werden. In jüngeren Altersgruppen können Leistungsabfälle in der Schule oder der Ausbildungsstätte auftreten. Die Vernachlässigung von Aufgaben und Pflichten bringt sowohl im sozialen als auch im beruflichen bzw. im Ausbildungsbereich Probleme mit sich. Dazu tragen natürlich auch die kognitiven (z. B. Konzentrationsstörungen), körperlichen (z. B. muskuläre Verspannungen) und nicht zuletzt auch emotionalen negativen Folgen bei.

Kaufsucht ist vielmals mit einer Selbstwertproblematik verbunden. Häufig kommt es bei den Betroffenen zu Stimmungsschwankungen, Niedergeschlagenheit, Angstzuständen, einer erhöhten Reizbarkeit und vermehrtem Stresserleben. Die überwiegende Mehrheit von Personen, die sich wegen einer Kaufsucht in Behandlung begeben, berichten über weitere psychische Störungen. Eine kurze Beschreibung von häufigen zusätzlichen und zeitgleich auftretenden psychischen Problemen (Komorbiditäten) finden Sie im Kapitel 1.7.

Menschen mit Kaufsucht haben fast immer auch finanzielle Konsequenzen des erhöhten Warenkonsums zu tragen. Häufig verbrauchen sie das Ersparte, nehmen Kredite auf oder sammeln Schulden an, um weiter einkaufen zu können. Auch der Einzug von Kredit- oder EC-Karten durch die Banken oder eine Privatinsolvenz können auftreten. Im Einzelfall zeigen Personen mit Kaufsucht delinquentes Verhalten, das in schweren Fällen zu strafrechtlichen Verfahren führen kann. Dazu gehören z. B. das Vortäuschen von Zahlungsfähigkeit, die Veruntreuung von Geldern, Kreditkartenmissbrauch oder das Bestellen von Waren auf den Namen anderer Personen. Selbst das wiederholte Recherchieren oder Bestellen während der Arbeitszeit kann als Betrug gelten und zu Restriktionen am Arbeitsplatz führen. Im Extremfall kann es in Folge der Kaufsucht und der damit verbundenen rechtswidrigen Handlungen zu Haftstrafen oder anderen juristischen Konsequenzen kommen.

Oft ist zu beobachten, dass die negativen Folgen mit wachsender Dauer der Störung rapide zunehmen. Dies geschieht vor allem, wenn nicht rechtzeitig professionelle Hilfe (Beratung, Psychotherapie) angestrebt wird. Da diese negativen Folgen die Komplexität der Beschwerden verdichten und damit die Behandlung erschweren, ist es häufig ratsam, schon früh Hilfe zu suchen.

1.7 Kaufsucht und andere psychische Störungen

Kaufsucht ist oft mit anderen psychischen Störungen verbunden, was die Komplexität des Beschwerdebildes erhöht. Wir sprechen dabei von psychischen Komorbiditäten, wobei sich der Begriff aus „Co" für gemeinsam und „Morbus" für Krankheit zusammensetzt, also das gemeinsame Auftreten von mehr als einer Störung. Leider fehlt es immer noch an Längsschnittstudien, anhand derer herausgearbeitet werden könnte, ob diese Komorbiditäten Ursache oder Folge der Kaufsucht sind. Es ist sowohl denkbar, dass die Kaufsucht als Bewältigungsmechanismus für andere psychische Störungen genutzt wird, als auch, dass im Zuge der Kaufsucht weitere psychische Störungen entstehen (wie im vorhergehenden Kapitel beschrieben). An dieser Stelle gehen wir kurz auf die häufigsten psychischen Komorbiditäten bei Kaufsucht ein, die in Abbildung 4 übersichtlich dargestellt sind. Sollten Sie eine oder mehrere dieser Störungen bei sich vermuten, ist es ratsam, professionelle Hilfe in Anspruch zu nehmen.

Depression

Depressionen gehen mit einer anhaltend gedrückten Stimmung, Traurigkeit oder sogar Verzweiflung einher. Weitere Erkennungsmerkmale sind ein verminderter Antrieb, Konzentrations- und Aufmerksamkeitsprobleme, Schlafstörungen sowie der Rückzug von sozialen Kontakten und Aktivitäten. Betroffene berichten häufig über Freudlosigkeit oder darüber, dass sie weniger Freude bei vormals angenehmen Aktivitäten empfinden. Nicht selten sind daneben ein vermindertes Selbstvertrauen, unangemessene Schuldgefühle oder das Gefühl von Wertlosigkeit anzutreffen. Manchmal kommt es zu suizidalen Gedanken. Sollte dies bei Ihnen auftreten, sollten Sie zwingend professionelle Hilfe in Anspruch nehmen. In akuten Fällen kann hier auch eine stationäre Einweisung sinnvoll sein.

Angststörungen

Auch Angststörungen sind bei Betroffenen mit Kaufsucht relativ oft zu beobachten. Am häufigsten geht es um soziale Ängste, die sich z. B. auf das Sprechen oder Essen in der Öffentlichkeit oder auf Treffen mit anderen Menschen

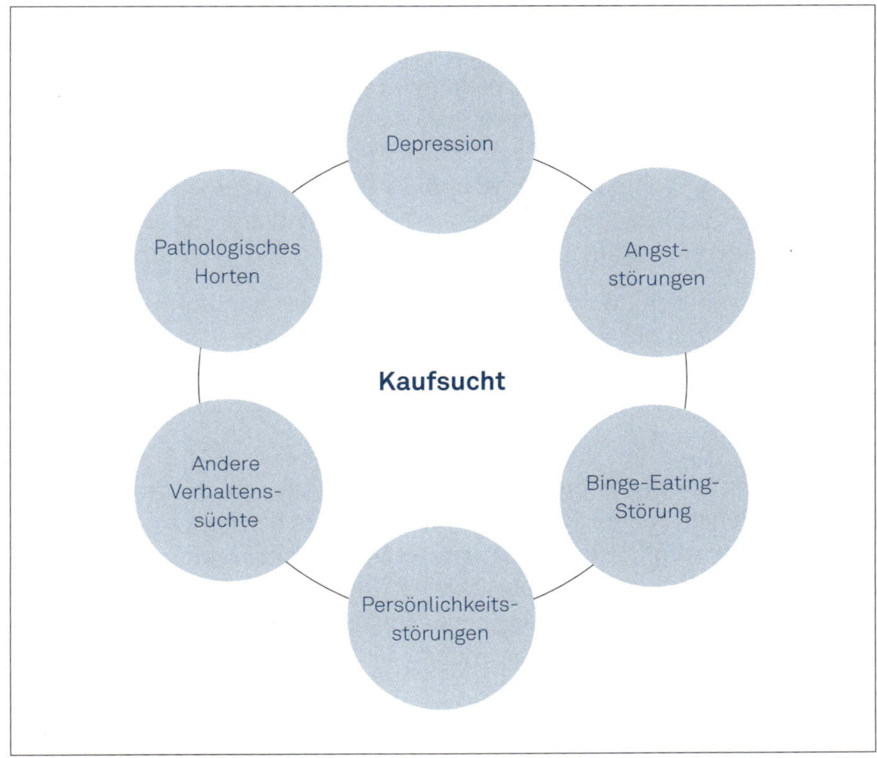

Abbildung 4: Häufige psychische Komorbiditäten von Kaufsucht

beziehen. Solche Ängste können sich auch körperlich durch Händezittern, Erröten, starkes Schwitzen oder Übelkeit äußern. Hinter sozialen Ängsten steckt meistens die übertriebene, unangemessene Furcht, vom Gegenüber prüfend betrachtet und negativ beurteilt zu werden. Daher werden soziale Situationen am liebsten vermieden.

Pathologisches Horten

Das Horten der Konsumgüter ähnelt dem bekannteren Messie-Syndrom, bei dem kostenlose oder weggeworfene Dinge gesammelt werden. Etwa ein Drittel der Menschen mit Kaufsucht behalten die gekauften Waren, weil sie sich nicht davon trennen können, obwohl sie die Dinge nie benutzen. Sie werden in der Wohnung gelagert und es kann durchaus passieren, dass Wohnräume aufgrund der gehorteten Sachen nicht mehr ihrer eigentlichen Funktion entsprechend genutzt werden können, weil sie so vollgestellt sind. Dieser Umstand ist den Betroffenen peinlich und sie vermeiden es, anderen Personen Zutritt zu ihrer Wohnung zu gewähren. Manchmal mieten Menschen mit Kaufsucht sogar extra Keller, Garagen o.Ä., um die Waren dort zu verstauen (und vor anderen Personen zu verstecken).

Auffallend ist die emotionale Bindung an die gehorteten Konsumgüter. Oft werden die Waren mit schönen früheren Momenten oder besonderen Orten assoziiert. Das pathologische Horten der Konsumgüter ist als erschwerender Faktor in der Behandlung von Kaufsucht bekannt und muss unbedingt berücksichtigt werden.

Im folgenden Kasten finden Sie einige Fragen, die sich auf das pathologische Horten beziehen. Sollten Sie mehrere dieser Fragen bejahen, empfehlen wir, dies in der Beratung, Selbsthilfegruppe oder Psychotherapie zu thematisieren. Ihre Angehörigen haben das Problem, sofern es vorliegt, in aller Regel wegen der angehäuften Konsumgüter und möglicherweise entstandenen Unordnung vermutlich schon längst erkannt.

Selbsteinschätzung pathologisches Horten

1. Fällt es Ihnen sehr schwer, etwas wegzuwerfen, das Sie nicht benutzen oder das objektiv betrachtet wertlos ist?	☐ Ja	☐ Nein
2. Besitzen Sie so viele Dinge, dass Ihr Zimmer bzw. Ihre Zimmer damit überladen/vollgestopft sind?	☐ Ja	☐ Nein
3. Fühlen Sie sich aufgrund angehäufter nutzloser Dinge in Ihrem Zuhause beeinträchtigt?	☐ Ja	☐ Nein
4. Entscheiden Sie sich oft dazu, Dinge aufzuheben, die Sie nicht brauchen und für die Sie wenig Platz haben?	☐ Ja	☐ Nein

5. Können Sie bestimmte Wohnbereiche nicht nutzen, weil sie mit Dingen vollgestopft sind?	☐ Ja	☐ Nein
6. Passiert es oft, dass Sie wegen zu vieler angesammelter Dinge in Ihrer Wohnung keinen Besuch zu Hause empfangen?	☐ Ja	☐ Nein
7. Spüren Sie oft einen starken Drang etwas aufzuheben, obwohl Sie wissen, dass Sie es nie benutzen werden?	☐ Ja	☐ Nein
8. Fühlen Sie sich oft nicht in der Lage oder spüren Sie Unbehagen, Dinge wegzuwerfen, die Sie gern loswerden möchten?	☐ Ja	☐ Nein
9. Haben Sie schon einmal extra Räume (z. B. Garage, Keller) angemietet, um Dinge unterzubringen, die Sie nicht benutzen oder die andere Menschen als wertlos bezeichnen würden?	☐ Ja	☐ Nein

Binge-Eating-Störung

Menschen mit Kaufsucht berichten oft über Essstörungen, insbesondere über eine Binge-Eating-Störung. Diese Essstörung äußert sich in wiederholten Essanfällen mit der Aufnahme objektiv großer Nahrungsmengen in kurzer Zeit. Die Essanfälle werden von dem Gefühl des Kontrollverlusts über die Nahrungsaufnahme begleitet und resultieren in Ekelempfinden gegenüber sich selbst sowie vermehrten Scham- und Schuldgefühlen. Anders als bei einer Bulimie, werden bei der Binge-Eating-Störung keine regelmäßigen Verhaltensweisen zur Gewichtsregulierung angewendet (z. B. kein willentliches Erbrechen nach der Nahrungsaufnahme). Daher ist die Binge-Eating-Störung in den meisten Fällen mit Übergewicht verbunden. Die Komorbidität mit Essstörungen verdient zweifelsohne besondere Aufmerksamkeit, da in der klinischen Praxis immer wieder auffällt, dass sich die Symptome von Kaufsucht und Essstörung quasi abwechseln können. Es kann passieren, dass die Essanfälle zunehmen, sobald sich das Kaufverhalten normalisiert und umgekehrt.

Persönlichkeitsstörungen

Ungefähr jede zweite therapieaufsuchende Person mit Kaufsucht weist zeitgleich eine Persönlichkeitsstörung auf. Unter Persönlichkeitsstörungen werden extreme Ausprägungen von individuellen, unflexiblen Interaktionsstilen verstanden, die wiederkehrend zu Konflikten mit anderen Menschen führen. Die häufigsten Persönlichkeitsstile, die mit Kaufsucht einhergehen, sind das selbstunsicher-vermeidende, depressive, zwanghafte und emotional-instabile Muster. Selbstunsicher-vermeidende und depressive Persönlichkeitsstile spielen eine Rolle bei den weiter oben beschriebenen sozialen Ängsten und der Depression. Extreme zwanghafte Persönlichkeitszüge sind vor allem bei Menschen zu finden, die einen starken Hang zum Perfektionismus haben. Bei gleichzeitigem Auftreten einer emotional-instabilen oder Borderline-Persönlichkeitsstörung und einer Kaufsucht steht die Neigung zu Impulsivität, emotionaler Labilität, ausgeprägtem Schwarz-Weiß-Denken und gegebenenfalls auch selbstschädigendem Verhalten im Vordergrund. Bei Menschen, die sich selbst verletzen (z.B. Ritzen, Schneiden, Verbrennen) ist zu beachten, dass die Selbstverletzungen zunehmen können, wenn die Kaufsucht als Ausgleichsmechanismus für emotionale Labilität wegfällt.

Andere Verhaltenssüchte

Da Menschen mit Kaufsucht sehr sensitiv für belohnende Aktivitäten sind, treten häufig auch andere Abhängigkeitsstörungen auf. Dies kann sich auf den schädlichen Konsum oder die Abhängigkeit von Substanzen (z.B. Alkohol) beziehen. Auch hier kann es zu einer Art Suchtverlagerung kommen, wenn weniger gekauft und stattdessen z.B. mehr Alkohol konsumiert wird. Wesentlich häufiger tritt Kaufsucht aber zusammen mit nicht substanzgebundenen Abhängigkeiten (sogenannte Verhaltenssüchte) auf, z.B. mit Glücksspielsucht. Mit der Zunahme von Online-Kaufsucht mehren sich in letzter Zeit zudem Hinweise auf eine Überlappung zwischen Online-Kaufsucht und der suchtartigen Nutzung sozialer Netzwerke (auch „Social-Media-Sucht" oder Soziale-Netzwerke-Nutzungsstörung genannt).

1.8 Führt die Abnahme von Kaufsucht zu einer Symptomverlagerung?

Bei vielen der dargestellten psychischen Komorbiditäten wurde bereits angedeutet, dass diese zunehmen können, wenn die Kaufsucht abnimmt, und umgekehrt. Auf eine etwaige Verlagerung auf andere Formen der unangemessenen Problembewältigung sollten Sie vorbereitet sein, weshalb wir an dieser Stelle noch einmal näher darauf eingehen wollen.

Es kann vorkommen, dass vermehrt Essanfälle, ein erhöhter Alkoholkonsum, mehr Glücksspielen oder mehr Selbstverletzungen auftreten, wenn sich das Kaufverhalten normalisiert. Diese Verschiebung kann passieren, da Betroffene verständlicherweise versuchen, die ausbleibenden positiven Gefühle durch eine andere Aktivität auszulösen oder weil sie beginnen, negative Befindlichkeiten (z. B. hohe innere Anspannung, innere Leere) durch andere Verhaltensweisen zu überdecken. Die Reduktion von Kaufattacken kann auch zum verstärkten Wahrnehmen von Depressivität und Ängsten führen, weil die unangenehmen Gefühle nicht mehr durch Kaufen kompensiert werden.

Bei dem Versuch, das Kaufverhalten einzuschränken, ist es wichtig, auf eine mögliche Symptomverlagerung zu achten und rechtzeitig danach zu fragen. Manche Menschen mit Kaufsucht erleben gar keine Symptomverlagerung und für einige Menschen kann diese Verlagerung relativ mild ausfallen. Für andere Betroffene wiederum ist sie eher mühselig und störend. Falls Sie im Rahmen der Selbsthilfe, Beratung oder Psychotherapie eine Symptomverschiebung bemerken, sollten Sie dies nicht für sich behalten.

1.9 Wie verbreitet ist Kaufsucht?

Obwohl Kaufsucht noch keine anerkannte eigenständige Störung ist, die in einem Klassifikationssystem aufgelistet ist, gibt es viele Untersuchungen zur Verbreitung von Kaufsucht. Für derartige Untersuchungen wurden in der Regel Fragebögen benutzt. In einer sogenannten Metaanalyse wurden verschiedene internationale Befragungsergebnisse zusammengefasst und die Häufigkeit von Kaufsucht geschätzt. Nach dieser Studie zeigen ca. 5 % der erwachsenen Allgemeinbevölkerung starke Kaufsuchtsymptome. Diese Zahlen gelten auch für die deutsche Bevölkerung. Wie viele Menschen tatsächlich von dem Vollbild einer Kaufsucht betroffen sind, kann man leider nicht durch Untersuchungen mit Fragebögen bestimmen. Dazu müssten persönliche Gespräche durchgeführt werden. Bei den 5 % handelt es sich also um den Anteil der Bevölkerung, der ein Risiko für eine Kaufsucht aufweist.

Es scheint zudem so zu sein, dass Kaufsucht ein eher weibliches Phänomen ist. Dieser Geschlechterunterschied zeigt sich vor allem ab dem mittleren Erwachsenenalter. In jüngeren Altersgruppen ist kaum noch ein Unterschied in der Häufigkeit von Kaufsicht zwischen Männern und Frauen zu finden. Jüngere Menschen scheinen generell häufiger von Kaufsucht betroffen zu sein. Andere sozioökonomische Risikofaktoren konnten bisher nicht festgestellt werden, weder das Einkommen noch die Bildung scheinen einen Einfluss auf die Entwicklung einer Kaufsucht zu haben.

2 Wie entsteht eine Kaufsucht und warum verschwindet sie nicht von allein wieder?

In Kapitel 1.4 haben wir die unterschiedlichen Erscheinungsformen von Kaufsucht beschrieben und sind zudem auf die Besonderheit von Online-Kaufsucht eingegangen. Bei jedem Menschen ist die Kaufsucht also etwas anders ausgestaltet, was auch auf die Hintergründe der Kaufsucht zutrifft. Einige Menschen kaufen vorrangig aus psychologischen Gründen, da sie sich dadurch z.B. besonders oder wertvoller fühlen. Andere kaufen aus sozialen Gründen, weil sie sich dadurch Menschen näher fühlen (z.B. Geschwistern, Freundinnen und Freunden). Oft ist es auch eine Mischung aus psychologischen und sozialen Gründen. Im Folgenden wird genauer beschrieben, was einer Kaufsucht zugrunde liegen kann.

2.1 Das sagt die Wissenschaft

Um die Entstehung und Aufrechterhaltung von Kaufsucht zu erklären, wurden in den letzten Jahren verstärkt Modelle aus der Suchtforschung bemüht. Im Mittelpunkt dieser Modelle stehen Interaktionen zwischen Umweltaspekten und individuellen Risikofaktoren, die wir weiter in Kapitel 2.2 und Kapitel 2.3 noch näher beleuchten werden. Hinzu kommen sich aufschaukelnde psychologische und neurobiologische Mechanismen, auf die wir im Folgenden etwas detaillierter eingehen.

Auf psychologischer Ebene spielen neben Persönlichkeitsfaktoren (z.B. Impulsivität, Perfektionismus) vor allem Lernprozesse eine wichtige Rolle. Damit ist gemeint, dass die Betroffenen lernen, durch Kaufen schnell positive Gefühle hervorzurufen oder unangenehme Gefühle wirksam zu regulieren. Im Zuge dessen geraten andere Aktivitäten, die zuvor Freude und Entspannung gebracht haben, in den Hintergrund. Sie werden als zunehmend weniger belohnend oder effektiv empfunden und deshalb auch nicht mehr in der gleichen Häufigkeit ausgeführt wie früher.

Über die gewohnheitsmäßige Ausübung belohnender Verhaltensweisen, wie etwa beim wiederholten Kaufen, können sich Suchtprozesse entwickeln. Vormals neutrale äußere Reize (z. B. Anblick des Smartphones) oder bestimmte interne Reize (z. B. spezifische Gefühlszustände, Stresserleben) werden im Laufe der Zeit immer öfter mit Kaufen verknüpft. Dadurch können die zuvor neutralen Reize einen motivationalen Zustand auslösen, der zu Kaufverlangen führt. Diesen Lernmechanismus nennt man „klassisches Konditionieren". Darüber hinaus kann die Entstehung von Kaufsucht auch durch sogenanntes „operantes Konditionieren" erklärt werden. Wenn Kaufen immer öfter als positiv oder belohnend erlebt wird, steigt die Wahrscheinlichkeit, dass weitere Kaufepisoden folgen. Auf neurobiologischer Ebene können infolgedessen erste Veränderungen im sogenannten Belohnungssystem auftreten, die sich in einer verstärkten Aufmerksamkeitszuwendung gegenüber kaufbezogenen Reizen äußern. Die Wahrnehmung für bestimmte kaufbezogene Reize verändert sich allmählich. Diese Reize werden nun als besonders attraktiv wahrgenommen und rufen Suchtverlangen hervor, das wiederum in weiteren Kaufattacken mündet. So kann eine Art spezifisches „Kaufsuchtgedächtnis" entstehen. Wenn durch Kaufen negative Befindlichkeiten kompensiert und unangenehme Situationen vermieden werden, verstärkt dies die Verknüpfungen. Das unangemessene Kaufverhalten führt im Verlauf zu weiteren, immer schwerwiegenderen Problemen. Die betroffene Person versucht, diese erneuten Belastungen und deren unangenehme, vorrangig psychische Auswirkungen verstärkt „wegzukaufen".

2.2 Umweltaspekte: Die Konsumgesellschaft

Eine Kaufsucht ist häufig auch deswegen schwer zu bewältigen, weil Einkaufen eine unverzichtbare Alltagsaktivität ist. In unserer Kultur wird ständig zum Kaufen materieller Güter animiert. Geld und Kaufen werden allgemein assoziiert mit „Power" und Ansehen.

Im Gegensatz zu substanzgebundenen Abhängigkeiten, bei denen z. B. Alkoholabstinenz angestrebt wird, ist eine Kaufabstinenz nicht realistisch. Dazu kommt, dass Warenkonsum und materielle Werteorientierung zur Lebensart in unserer westlichen Industriegesellschaft gehören. Es wird oft positiv gesehen, wenn Menschen sich schick und der neuesten Mode entsprechend kleiden und auf ihr Äußeres achten. Schon im jugendlichen Alter kann der Besitz von Markenprodukten eine Rolle spielen und mit sozialer Akzeptanz und Status assoziiert sein. Kaufsucht scheint also eine „sozialverträglicheres" Problem zu sein, als eine Substanzabhängigkeit.

Weitere äußere Faktoren, die das Kaufverhalten und vor allem die Kaufentscheidungen von Menschen beeinflussen, kommen aus dem Bereich Marketing. Dazu zählen z. B. die Identifikation von Zielgruppen, das Ausrichten des Warenangebotes auf die spezifischen Bedürfnisse der Kundschaft, besondere Preisgestaltungen, Vertriebskonzepte und natürlich Werbung. Marketing hat zum Ziel, Produkte bestmöglich zu präsentieren und zu verkaufen. In Kapitel 1.4 sind wir bereits auf die Besonderheiten des elektronischen Handels (E-Commerce) eingegangen, die bei manchen Menschen das Risiko für eine Kaufsucht erhöhen können. Zu nennen sind hier personalisierte Werbeangebote, das beinahe endlose Angebot an Waren und die Anonymität beim Online-Shopping. Das Smartphone und eine Internetverbindung sorgen dafür, dass Online-Shops rund um die Uhr und an nahezu jedem Ort zugänglich sind. Damit einhergehend ist auch eine Vielzahl an möglichen bargeldlosen Bezahloptionen, die es Betroffenen häufig schwerer machen, ihr Geldausgabeverhalten zu kontrollieren. Aber auch im Offline-Bereich werden zunehmend personalisierte Werbungen nach Hause geschickt, es locken mehr und mehr Sonderangebote und die gängigen TV-Shoppingkanäle nutzen psychologische Tricks, um Sie zum Kauf zu verleiten.

Alle diese äußeren Faktoren können zu einer Kaufsucht beitragen. Jedoch ist es wichtig, die individuelle, persönliche Gefährdung nicht zu übersehen. Schließlich gleiten nicht alle Menschen in eine Kaufsucht ab, die diesen äußeren Faktoren ausgesetzt sind. Im nächsten Kapitel werden individuelle und persönliche Risikofaktoren beschrieben, die die Kaufsucht fördern.

2.3 Individuelle Risikofaktoren

Auch wenn es häufig schwerfällt, sich mit den persönlichen Risikofaktoren für Kaufsucht zu konfrontieren, kann darauf nicht verzichtet werden. Um Ihre Kaufsucht zu bewältigen, ist es notwendig, sich intensiv mit sich selbst auseinanderzusetzen.

Im Kasten sind persönliche Risikofaktoren aufgelistet, die von Menschen mit Kaufsucht oft beschrieben werden. Die Liste ist sicher unvollständig, da persönliche Risikofaktoren sich von Mensch zu Mensch unterscheiden. Auch hier gilt wieder, dass nicht alles auf Sie zutreffen muss.

Persönliche Risikofaktoren für Kaufsucht

- Selbstwertprobleme
- Depressivität, soziale Ängste und andere psychische Probleme
- Bestimmte Persönlichkeitszüge
- Materielle Werteorientierung
- Negative Lebensereignisse
- Mangel an positiven Erlebnissen
- Mangelnde Stresstoleranz
- Probleme mit Entscheidungen
- Körperliche Erschöpfung

Selbstwertprobleme werden nahezu immer mit Kaufsucht in Verbindung gebracht. Auf die Bedeutung von *Depressivität, sozialen Ängsten und anderen psychischen Problemen* bis hin zu voll ausgeprägten psychischen Störungen haben wir bereits in Kapitel 1.7 hingewiesen. Gleiches gilt für die Rolle spezifischer *Persönlichkeitszüge*. Menschen mit Kaufsucht zeigen häufig auch in anderen Bereichen eine Neigung zu impulsivem Verhalten und zu unvorteilhaften und riskanten Entscheidungen. Andere Betroffene sind hingegen übertrieben perfektionistisch oder regelrecht zwanghaft. Im Einzelfall sind sogenannte dissoziale Persönlichkeitsakzentuierungen relevant, die sich in Form von wiederholtem Lügen, Missachten der Rechte anderer, Vortäuschen von Zahlungsfähigkeit und anderen gesetzeswidrigen Verhaltensweisen zur Befriedigung des Kaufdranges äußern.

Ein sehr robuster Befund aus der Konsum- und klinischen Forschung bezieht sich auf die Bedeutung *materieller Werte* bei Kaufsucht. Wenn materielle Güter eine ganz zentrale Rolle im eigenen Leben einnehmen und man selbst sowie auch die anderen Leute nach ihrem Besitz beurteilt, liegt wahrscheinlich eine starke materielle Werteorientierung vor, die zur Entstehung von Kaufsucht beitragen kann.

Negative Lebensereignisse, z.B. traumatische Erlebnisse, werden von vielen Patientinnen und Patienten mit Kaufsucht berichtet. Sehr oft lässt sich ein zeitlicher Zusammenhang zwischen dem Auftreten eines negativen Ereignisses und dem Beginn einer Kaufsucht oder der rapiden Verschlechterung der Kaufsuchtsymptomatik erkennen. Ebenso kann der *Mangel an positiven Erlebnissen* ausschlaggebend für eine zu starke Beschäftigung mit Shoppingangeboten sein.

Mit *mangelnder Stresstoleranz* ist die eingeschränkte Fähigkeit gemeint, mit schwierigen Situationen (z.B. mit Konflikten in der Familie oder am Arbeitsplatz) umgehen zu können. Manche Menschen werden in solchen Situationen von Ratlosigkeit, Verzweiflung oder anderen intensiven Empfindungen überwältigt und können nicht angemessen reagieren. Anstatt den Konflikt mit dem Gegenüber konstruktiv zu bewältigen, kaufen sie sich etwas Schönes, um sich wieder besser zu fühlen. In diesen Momenten können auch verstärkt *Probleme mit Entscheidungen* auftreten, vor allem wenn eine generelle Tendenz zu vorschnellen Entscheidungen, die prompten Genuss und Belohnung versprechen, besteht und die längerfristigen Nachteile solcher Entscheidungen übersehen oder ausgeblendet werden. Es kann aber auch sein, dass es eher um Entscheidungsunsicherheit geht, also dass es schwerfällt, zügig passende Entscheidungen zu treffen (z.B. „Soll ich den roten oder den grünen Pulli kaufen oder doch gleich beide?").

Nicht zuletzt können auch *körperliche Erschöpfung* oder somatische Erkrankungen zur Kaufsucht beitragen. So kann es große Mühe bereiten, die Kontrolle über das eigene Kaufverhalten zu wahren, wenn man unausgeschlafen, kraftlos oder körperlich krank ist.

Menschen bringen ungleiche Voraussetzungen mit und reagieren nicht alle gleich auf dieselben Reize. Gründe für unterschiedliche Risikofaktoren liegen in den voneinander abweichenden Lebenserfahrungen, Erwartungen oder auch körperlichen, Temperaments- und Charaktereigenschaften. Das Ganze schlägt sich im Fühlen, Denken und Handeln jedes Einzelnen nieder. Daher gehört zur Reflexion des Kaufverhaltens auch das Erkennen von Gefühlen und Gedanken. Diesem wichtigen Punkt werden wir uns in Kapitel 3.1.4 noch einmal ausführlicher zuwenden.

3 Was kann man gegen eine Kaufsucht tun?

3.1 Was kann ich selbst als Nächstes tun?

Auch wenn Sie sich der Kaufsucht vielleicht oft „ausgeliefert“ fühlen und schon viele Rückschläge erlebt haben, sollten Sie nicht aufgeben. Informieren Sie sich über das Thema Kaufsucht. Lesen Sie ruhig noch einmal in Ruhe die ersten beiden Kapitel dieses Buches. Denken Sie darüber nach, was auf Sie zutrifft und was nicht, und wie tief Sie bereits in der Kaufsuchtfalle „stecken“. Ganz wichtig ist es, ehrlich mit sich selbst zu sein, auch wenn das manchmal schwerfällt. Sie kennen sich am besten und Sie müssen mit sich leben. Diese Zeilen beziehen sich auf wesentliche Aspekte, auf die wir im Folgenden eingehen wollen.

3.1.1 Änderungsmotivation

Fragen Sie sich ehrlich, wie hoch Ihre persönliche Motivation ist, wieder Kontrolle über Ihr Kaufverhalten zu bekommen. Dieses Vorhaben ist nämlich mit Verzicht auf schnelle Befriedigung und prompte „Betäubung“ negativer Empfindungen verbunden. Wollen Sie das wirklich? Oder geht es hier mehr um die Wünsche Ihrer Angehörigen, die auf eine schnelle Veränderung drängen? Welche positiven Folgen werden Sie erleben, wenn Sie es schaffen, maßvoll einzukaufen? Welche negativen Folgen könnte das aber auch für Sie haben? Stellen Sie sich selbst die Fragen im folgenden Kasten, um herauszufinden, wie sehr Sie eine Änderung anstreben und was Sie eventuell daran hindern könnte oder bisher daran gehindert hat.

Änderungsmotivation: Diese Fragen sollten Sie sich stellen

- Was wird sich in meinem Leben *zum Guten* wenden, wenn ich nicht mehr so viel einkaufe wie bisher?
- Welche *Befürchtungen* habe ich? Welche negativen Dinge können passieren, wenn ich weniger einkaufe als bisher?
- Welche *positiven Veränderungen* erwarte ich, wenn ich weniger einkaufe als bisher?

- Worauf werde ich *verzichten* müssen, wenn ich weniger einkaufe als bisher?
- Bin ich bereit, andere Wege (als Kaufen) zu finden, um mich gut, erfolgreich oder glücklich zu fühlen?
- Wie viel Kraft und Energie will (kann) ich aufwenden, um dieses Ziel zu erreichen?
- Wo und bei wem werde ich dabei Unterstützung finden?

3.1.2 Nobody is perfect

Fragen Sie sich unbedingt auch, ob Sie bereit sind, eigene Verhaltensweisen und Persönlichkeitsanteile zu reflektieren, die Sie womöglich nicht an sich schätzen. Damit sind Tendenzen gemeint, die häufig mit Kaufsucht assoziiert sind, wie z.B. eine starke materielle Ausrichtung, Unaufrichtigkeit, Schummelei, Manipulation, Wortbrüchigkeit, Eitelkeit, das Ausblenden von Problemen oder betrügerische Handlungen. Falls Sie sich etwas davon eingestehen, möchten wir Sie ermutigen, auch hier Veränderungen anzustreben. Ansonsten kann die Kaufsucht längerfristig nicht bewältigt werden. Natürlich sind Sie nicht allein verantwortlich für Ihre etwaigen „dunklen" Seiten. Die haben etwas zu tun mit Ihrer Biografie und Ihren Lebensumständen. Sie haben sich die Suppe sozusagen nicht völlig allein eingebrockt. *Aber:* Da ist niemand, der sie für Sie auslöffelt. Sich zu ändern, liegt in Ihrer Verantwortung.

Und noch ein zweites *Aber:* Sie haben selbstverständlich auch Stärken und die sollten Sie nutzen, um Ihre Schwächen in Schach zu halten oder zu bewältigen. Es ist daher genauso wichtig, dass Sie sich ehrlich Ihre Stärken bewusst machen und diese in den Fokus zu rücken. Dabei können ganz einfache Techniken hilfreich sein. Bei der sogenannten Ampeltechnik schreiben Sie z.B. Ihre Stärken auf einen kleinen Zettel und bringen den an einer Stelle in Ihrer Wohnung an, auf die Sie oft schauen und den Zettel oft lesen werden, um sich an Ihre Stärken zu erinnern (z.B. Spiegel, Kühlschrank, Wohnungstür).

3.1.3 Wo soll die Reise hingehen?

Sie wissen, was Sie nicht mehr wollen: kaufsüchtig sein. Aber was wollen Sie stattdessen erreichen? Was ist Ihr Ziel? Wie sieht „normales" Kaufverhalten aus? Diese Fragen sollten Sie sich stellen und so konkret wie möglich beantworten.

Zu einem gesunden Kaufverhalten gehören ein bewusster, zweckgebundener, bedarfsgerechter Warenkonsum und ein vernünftiges Geldausgabeverhalten. Es basiert auf der Festlegung von persönlichen Prioritäten und auf der Entscheidung für einen Lebensstil, den Sie sich leisten können. Das bedeutet, dass sich Ihre Ausgaben und Rücklagen nicht nur an Ihren Bedürfnissen, sondern auch an Ihren Einkünften, Ihren Verpflichtungen und Ihrem Besitz orientieren sollten. Dazu zählt auch die sofortige Begleichung aller Rechnungen. Ebenso ist das Bilden von Rücklagen für finanzielle Notfälle, z. B. Reparaturen, sinnvoll. Zudem dient ein gesundes Kaufverhalten nicht primär der Reduktion von Spannungen und unangenehmen Gefühlen oder Gedanken.

3.1.4 Selbstbeobachtung

Führen Sie Kaufprotokolle. Damit können Sie sich einen Überblick über Ihr Kaufverhalten verschaffen. Vielleicht waren Sie selbst schon einmal erstaunt, wie viel Sie schon wieder gekauft hatten. Hier kann sehr hilfreich sein, das eigene Geldausgabe- und Kaufverhalten aufzuzeichnen, um den Status quo erkennen und abbilden zu können. Gewöhnen Sie sich an, täglich alle gekauften Waren mit Preis zu notieren. Am Ende der Woche können Sie dann ausrechen, wie viel Geld Sie für unnötige Dinge ausgegeben haben. Überprüfen Sie zusätzlich regelmäßig Ihre Kontoauszüge.

> Arbeitsblatt 1 (vgl. Anhang, S. 60) enthält ein Beispiel für ein Kaufprotokoll, welches Sie zur Übersicht und Kontrolle Ihres Ausgabeverhaltens nutzen können. Am besten tragen Sie alle Einkäufe ein, die Sie getätigt haben. Sie können sich das Arbeitsblatt mehrfach kopieren, es in ein Heft übertragen oder auch ein ähnliches Protokoll digital gestalten. Wichtig ist nur, dass Sie Ihr Verhalten genau analysieren und auch notieren, welche Gedanken und Gefühle Sie jeweils hatten. Sollten Sie Waren zurückgeschickt oder wieder zurückgebracht haben, können Sie das ebenfalls im Protokoll eintragen. Am Ende einer Woche sollten Sie die tatsächlichen Ausgaben addieren und so Ihre wöchentlichen Ausgaben dokumentieren.

Sie sollten versuchen, Ihre Kaufgewohnheiten wie unter einem Mikroskop genau zu betrachten. Achten Sie auf typische Auslöser für Kaufattacken und beobachten Sie sich selbst während einer Kaufepisode oder versuchen Sie, sich im Nachhinein an alle Kleinigkeiten zu erinnern. Zu guter Letzt sollten Sie überlegen, welche Folgen der Kauf für Sie hatte. In Abbildung 5 sehen Sie ein Schema, nach dem Sie vorgehen können.

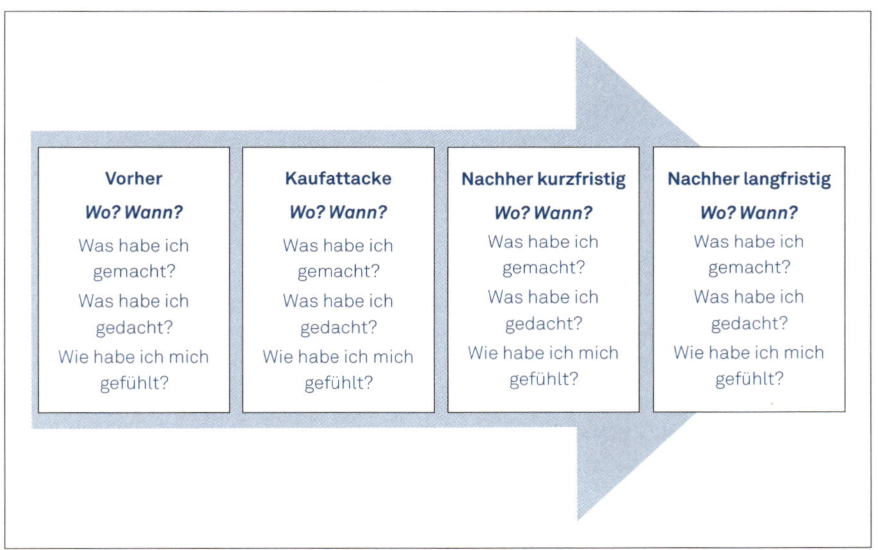

Abbildung 5: Fragen zur Selbstbeobachtung

Man kann zwischen sogenannten inneren und äußeren Auslösern unterscheiden (= Vorher). Beginnen wir mit Letzterem. Äußere Auslöser sind z. B. Werbeprospekte, Schaufensterauslagen, Newsletter, TV- oder Radioreklame, Schlussverkäufe, Sonderangebote, personalisierte Werbung im Internet usw. Einiges davon haben wir bereits in Kapitel 2.2 besprochen, als es um Umweltfaktoren ging. Auch spezifische Wochentage, Jahres- und Tageszeiten oder die Anwesenheit bestimmter Personen gehören dazu.

Unter den inneren Auslösern für Kaufattacken werden Ihre Gedanken, Gefühle und Ihre körperlichen Befindlichkeiten verstanden. Gedanklich spielen Erinnerungen, Fantasien, Tagträume, kaufbezogene irrationale Überzeugungen (z. B. „Ich gönne mir ja sonst nichts.") eine Rolle. Auf Gefühlsebene sind

Traurigkeit, Frustration, Enttäuschung, Ärger, Wut, Langeweile oder Gefühle von Einsamkeit typische innere Auslöser. Manchmal kann aber auch Euphorie oder ein anderes Hochgefühl zum Kontrollverlust und damit einer Kaufattacke beitragen. Körperlich können Erschöpfung, Müdigkeit, chronische Erkrankungen, bestimmte Medikamente usw. relevant sein. Im Übrigen hängen innere Auslöser eng mit den persönlichen Risikofaktoren und möglichen zusätzlichen psychischen Problemen zusammen. Beide Punkte haben wir in den Kapiteln 1.7 und 2.3 schon thematisiert. Am besten lesen Sie diese beiden Kapitel noch einmal sorgfältig.

Diese Auslöser, die für jede Person individuell sind, können zu Kaufattacken führen. Auch hier ist es wichtig, sowohl die beobachtbaren Reaktionen („Was habe ich gemacht?") als auch das innere Erleben („Was habe ich gedacht?", „Wie habe ich mich gefühlt?") zu betrachten. Beobachtbare Reaktionen sind Ihre Handlungen, während mit innerem Erleben Ihre Gefühle und Gedanken während der Kaufattacke gemeint sind.

Wenn Sie Ihre Kaufgewohnheiten analysieren, sollten Sie den Folgen von Kaufattacken besondere Aufmerksamkeit schenken, weil viele davon dazu beitragen, eine Kaufsucht aufrechtzuerhalten. Es empfiehlt sich, zwischen kurzfristigen und langfristigen Folgen zu unterscheiden und zusätzlich noch zwischen positiven und negativen.

Der enorme Leidensdruck entsteht wegen der negativen Folgen der Kaufsucht. Diese haben wir in Kapitel 1.6 bereits erörtert. Allerdings haben die Kaufattacken immer auch positive Folgen. Anderenfalls würden sie ja angesichts der zahlreichen negativen Konsequenzen gar nicht mehr auftreten.

Vielleicht kehren Sie noch einmal zu Kapitel 1.1 und Kapitel 2 zurück. Da hatten wir beschrieben, dass sich Kaufsucht entwickelt, wenn Kaufen wiederholt mit positiven Empfindungen (z. B. Freude, Stolz, Genugtuung) verknüpft ist. Positiv erlebt wird natürlich auch die Verringerung von unangenehmen Empfindungen durch Kaufen (z. B. Nachlassen von Angst, Traurigkeit, Ärger, Anspannung, Enttäuschung, Langeweile). Die positiven Aspekte beim Kaufen sind vor allem am Anfang der Störung stark ausgeprägt. Später sind sie nur noch kurzzeitig oder weniger intensiv spürbar. Aber sie verschwinden nie ganz. Beziehungsweise bleibt der Wunsch nach diesen positiven Kaufaspekten immer erhalten, weswegen viele Menschen mit Kaufsucht dem positiven Gefühl trotz weitreichender negativer Erfahrungen (z. B. Geldsorgen, familiäre Konflikte, Strafanzeigen wegen Betrugs) sprichwörtlich hinterherjagen. Die positiven Folgen sind also eher kurzfristig, die negativen eher langfristig. Wir Menschen werden aber vor allem von den kurzfristigen Folgen unseres Verhaltens gesteuert und weitaus weniger von den langfristigen. Das macht es uns so schwer, schlechte Angewohnheiten oder eben auch schädliche Verhaltensweisen und Suchtverhalten abzulegen.

In der Abbildung 6 haben wir das komplexe Zusammenspiel von Auslösern, Kaufattacken und Folgen noch einmal grafisch zusammengefasst.

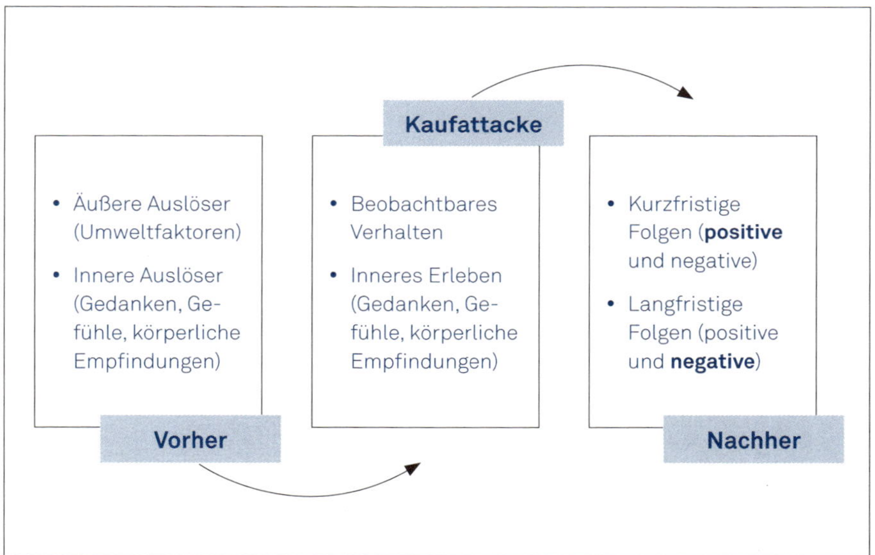

Abbildung 6: Auslöser und Folgen von Kaufattacken

3.1.5 Nur Bares ist Wahres

Kennen Sie diese Redensart? Viele Betroffene berichten, dass das Bezahlen mit Bargeld zu einem besseren Überblick über die Ausgaben führt. Es kann Ihnen folglich helfen, wenn Sie keine EC- oder Kreditkarten benutzen. Wenn Sie Bargeld verwenden, dann ist es hilfreich, wenn Sie Ihre Einkäufe genau planen und nie mehr Bargeld als nötig bei sich tragen.

3.1.6 Eine Nacht darüber schlafen

Außerdem kann Ihnen die sogenannte 24-Stunden-Regel helfen, weniger leichtfertig etwas Unnötiges zu kaufen. Dabei sollten Sie immer, wenn Sie den plötzlichen Drang spüren, etwas Ungeplantes zu erwerben, mindestens 24 Stunden abwarten und sehen, wie sich der Kaufwunsch entwickelt. Auch Einkaufslisten können Ihnen dabei helfen, strukturierter einzukaufen und „Nebenkäufe" zu vermeiden. Nehmen Sie sich vor, nur das Nötigste zu kaufen.

3.1.7 Die Auslöser kontrollieren

Auslöser sind eine Stellschraube, an der Sie aktiv drehen können, um die Häufigkeit von Kaufattacken zu verringern. Auf die Bedeutung von Selbstbeobachtung für das Erkennen von Auslösern haben wir schon in Kapitel 3.1.4 hingewiesen. Sollten Sie die Auslöser nicht selbstständig identifizieren können, kann Ihnen übrigens eine Verhaltenstherapie dabei helfen.

Die einfachste Lösung besteht darin, sich von äußeren Auslösern fernzuhalten. Vermeiden Sie Situationen, Geschäfte und Internetseiten, die Kaufattacken triggern. Löschen Sie Werbe-E-Mails, Newsletter, Online-Shopping-Apps und TV-Shoppingkanäle. Schmeißen Sie Werbeprospekte sofort weg. Bestellen Sie Kataloge ab und nutzen Sie die Schaltflächen für „Abbestellen" oder „Unsubscribe" bei Angeboten im Internet. Gehen Sie nur noch in Geschäfte, in denen Sie „normal" einkaufen (auch wenn die Verkäuferin oder der Verkäufer dort nicht so nett ist wie in Ihrem Lieblingsgeschäft). Legen Sie das Smartphone zu den Tageszeiten beiseite, in denen Sie zum Online-Shopping neigen (z. B. abends auf dem Sofa). Kaufen Sie öfter in Gesellschaft ein, falls Ihnen das hilft.

3.1.8 Alternativverhalten

Eine sehr wirkungsvolle Technik zur Vermeidung von Kaufattacken besteht darin, sich alternativen Aktivitäten zuzuwenden. Sie können z. B. alternative Aktivitäten für die Zeitspanne planen, in der Sie am ehesten zu Kaufattacken neigen oder für den Fall, dass Sie demnächst wieder Kaufimpulse spüren. Je häufiger es Ihnen gelingt, kurzfristig etwas anderes zu machen, desto kleiner wird Ihr Kaufdrang mit der Zeit werden. Wie diese Aktivitäten aussehen, muss jede Person selbst für sich entscheiden, z. B. sind sportliche Aktivitäten oder Entspannungsübungen möglich. Wichtig ist, dass die gewählten Aktivitäten realistisch sind und von Ihnen als positiv wahrgenommen werden. Unliebsame Tätigkeiten (z. B. endlich mal den Keller entrümpeln, die Fenster putzen, die Steuererklärung machen) eignen sich nicht dafür. Möglicherweise werden Sie eine oder mehrere alternative Aktivitäten ausprobieren müssen, bis sich Ihr Kaufdrang spürbar verringert. Es kann auch vorkommen, dass Ihre Kaufimpulse trotzdem unvermindert stark anhalten. In diesem Fall sollten Sie die Aktivität trotzdem unbedingt weiter ausführen. Sie werden sich besser fühlen, weil sie die Erfahrung gemacht haben, eine kritische Phase überstehen zu können, denn dadurch steigt Ihr Vertrauen in Ihre Fähigkeit zur Selbstkontrolle.

3.1.9 Gedanken, Gefühle und Verhalten

Auf das Zusammenspiel von Gedanken und Gefühlen und wie diese das Verhalten beeinflussen, soll im Folgenden etwas näher eingegangen werden.

Gefühle können nicht richtig oder falsch sein. Es kommt eher darauf an, wie wir auf unsere Gefühle reagieren und wie wir sie bewerten. Obwohl wir eine Vielzahl von Gefühlen haben, fällt es oft schwer, diese genau zu benennen. Es kann sogar vorkommen, dass Sie nicht genau wissen, wie Sie sich gerade fühlen. Oder dass Sie Gefühle mit Gedanken verwechseln. Nehmen Sie sich Zeit, Ihre Gefühle zu spüren und kommen Sie in Kontakt mit ihnen. Nur so können Sie entsprechend Ihrer Gefühle handeln oder angemessen auf sie reagieren, anstatt sie zu ignorieren. Vor allem die intensiven Gefühle, welche Ihr Verhalten triggern, sollten Sie beachten.

Beeinflusst werden Gefühle durch Gedanken. Wenn Sie denken, dass Sie nichts wert sind, dann werden Sie sich wahrscheinlich eher gereizt, ängstlich oder unwohl fühlen. Umgekehrt fühlen Sie sich vermutlich eher entspannt und gelassen, wenn Sie denken, dass Sie ein wertvoller Mensch sind. Viele unserer Gedanken laufen automatisiert ab, weil sie gut gelernt und verinnerlicht sind. Das heißt, dass Sie nicht jeden Gedanken bewusst wahrnehmen. Ähnlich kann es Ihnen mit Gefühlen gehen. Die Gedanken, die bestimmte

Gefühle ausgelöst haben, sind Ihnen vielleicht gar nicht bewusst. Sollten Sie jemand sein, der häufig unangemessen, z. B. in Form von Kaufattacken, reagiert, dann ist es sehr wichtig, dass Sie sich Ihre Gedanken bewusst machen. Nur so können Sie die Gedanken verändern und dadurch vielleicht auch Ihre Gefühle, was sich wiederum auf Ihr beobachtbares Verhalten auswirken wird.

Mit zunehmendem Bewusstwerden Ihrer Gedanken werden Sie erkennen, dass Sie mitunter zu einem spezifischen Denkstil neigen. Manche Denkstile begünstigen psychische Probleme, sie werden daher als dysfunktional oder irrational bezeichnet. Wenn Sie sehr oft in Extremen denken (z. B. „Schwarz-Weiß-Denken", „Alles-oder-Nichts-Denken"), dann unterliegen Sie womöglich solchen gedanklichen Verzerrungen. Das kann zu Problemen führen, denn die Realität spielt sich nicht in Extremen ab, sondern irgendwo dazwischen. Es kann auch sein, dass Sie Dinge zu sehr verallgemeinern. Diesen dysfunktionalen Denkstil erkennt man an der häufigen Verwendung der Wörter „nie", „immer", „jede/jeder", „alle", „keine/keiner" usw. Vielleicht überinterpretieren Sie oft Situationen und bewerten sie als viel bedeutsamer und gefährlicher als sie in Wirklichkeit sind. Das nennt man Katastrophisieren.

Es hat sich als hilfreich erwiesen, solche dysfunktionalen Denkmuster zu hinterfragen und einer Realitätsprüfung (sog. Validierung) zu unterziehen (vgl. Beispielfragen im Kasten).

Realitätsprüfung

- Wie würde ein unvoreingenommener Beobachter oder eine unvoreingenommene Beobachterin die Richtigkeit meiner Gedanken interpretieren?
- Welche alternativen Erklärungen für meine Gedanken könnte es geben?
- Welche Auswirkungen hätte die Richtigkeit meiner Gedanken?

Versuchen Sie doch einmal, Ihre kaufbezogenen Gedanken anhand dieser Fragen zu überprüfen. Sie können auch eine Art Verhaltensexperiment machen. Wenn Sie z. B. überzeugt sind, dass Sie nicht ohne Kreditkarte aus dem Haus gehen können, weil Sie die Karte womöglich brauchen könnten und aber wissen, dass Sie bei Kaufattacken oft mit Kreditkarte bezahlen, dann sollten Sie sich vornehmen, eine Woche ohne Kreditkarte auszukommen.

So können Sie überprüfen, welche Auswirkungen das erprobte Verhalten mit sich bringt.

Ehrlicherweise ist es so, dass sich dysfunktionale, automatisiert ablaufende Gedankenmuster viel schwerer modifizieren lassen als angenommen. Meistens bedarf es dafür tatsächlich professioneller Hilfe in Form einer Psychotherapie. Es spricht aber nichts dagegen, es erst einmal auch allein zu versuchen. Wenn es klappt, dann ist das gut. Wenn es nicht oder nicht ausreichend klappt, dann sollten Sie aber nicht zu lange zögern und sich professionelle Hilfe suchen. Die Verhaltenstherapie hat sich hier besonders bewährt. Dort werden Sie mit sogenannten kognitiven Techniken oder mit anderen bewährten Verfahren unterstützt, irrationale Gedanken vor Ihrem biografischen Hintergrund und Ihre Lebenssituation berücksichtigend zu reflektieren und zu verändern.

3.1.10 Gefühle regulieren

Kaufattacken dienen oft der Bewältigung von Stress und von unangenehmen Gefühlen. Daher ist es natürlich wichtig, dass Sie einen angemessenen Umgang mit den inneren Auslösern, zu denen Ängste, Depressionen usw. gehören, finden. In der Psychologie spricht man hier von „Emotionsregulation“. Wir alle müssen schon im Laufe unserer Kindheit und auch später immer wieder lernen, wie wir am besten mit unseren Gefühlen umgehen. Das Thema Emotionsregulation ist umfangreich und sprengt den Rahmen dieses Ratgebers. Wir möchten an dieser Stelle deshalb auf diverse andere Ratgeber verweisen, von deren Lektüre Sie sicher profitieren können. Einige haben wir in der Literaturliste am Ende des Buches genannt. Im Einzelfall kann es sehr sinnvoll sein, an einem Training emotionaler Kompetenzen teilzunehmen und/oder eine Psychotherapie zu absolvieren.

3.1.11 Sich von Dingen trennen

Bezogen auf das pathologische Horten, an dem einige Betroffene zusätzlich leiden (vgl. Kapitel 1.7), gibt es ebenfalls einige Möglichkeiten, selbst tätig zu werden. Sollte der Wohnraum mit Konsumwaren vollgestellt sein, ist es wichtig, dass Sie versuchen aufzuräumen. Versuchen Sie, die Waren zu spenden, zurückzubringen, zu verschenken oder zu verkaufen. Wenn Sie bemerken, dass Sie dies nicht allein schaffen, sollten Sie professionelle Hilfe in Anspruch nehmen. Wenn Sie neue Anschaffungen erwägen, prüfen Sie genau, ob Sie die Waren tatsächlich verwenden werden oder benutzen wollen.

3.2 Selbsthilfe hat ihre Grenzen

Die Selbsthilfe hat natürlich auch ihre Grenzen. Viele Betroffene haben bei dem Versuch, das Kaufverhalten eigeninitiativ einzudämmen, Enttäuschungen erlebt. Sie fürchten daher häufig auch Misserfolge bei der Therapie. Trotzdem ist es wichtig, ab einem gewissen Punkt professionelle Hilfe zu suchen, wenn Sie merken, dass Sie die Probleme nicht allein in den Griff bekommen. Ein hoher Schweregrad der Kaufsucht (vgl. Fragen in Kapitel 1.1), zusätzliche psychische Störungen, eine instabile familiäre Situation sowie mehrere erfolglose Versuche, die Kaufsucht eigenständig in den Griff zu bekommen, sprechen für die Aufnahme einer Psychotherapie. Wenn Sie merken, dass Sie in illegale Verhaltensweisen rutschen, also z. B. unter einem anderen Namen bestellen oder Geld veruntreuen, sollten Sie Hilfe suchen. Das Aufsuchen einer Schuldnerberatung oder die Unterstützung einer Anwältin/eines Anwaltes können hier zusätzlich hilfreich sein.

3.3 Schritt-für-Schritt und Dranbleiben

Egal, wie schwer Sie von einer Kaufsucht betroffen sind, Sie können lernen, dieses Verhalten zu kontrollieren. Dies geschieht, indem Sie alternative Wege finden, um sich besser, zufriedener oder wertvoller zu fühlen. Vielleicht sehen Sie im Moment noch keine Möglichkeit, Ihr Kaufverhalten anhaltend zu normalisieren. Vermutlich werden Sie so schnell keine Aktivität finden, die Ihnen den gleichen „Kick“ verschafft wie Kaufen. Wenn sie es versuchen, entdecken allerdings die meisten Betroffenen durchaus Alternativen, die ihnen helfen, besser mit sich klarzukommen. Die Arbeit an einer Veränderung des Kaufverhaltens ist hart und anstrengend. Aus diesem Grund muss sie für Sie die höchste Priorität haben, damit Sie erfolgreich sind.

In Kapitel 2 hatten wir uns bereits mit den verschiedenen Faktoren befasst, die zur Entstehung von Kaufsucht beitragen. Wichtig ist, dass Sie diese im

Kopf behalten und stets bedenken, dass Kaufsucht mehrere Facetten hat. Geld- und Schuldenmanagement allein reicht nicht aus. Viele Menschen mit Kaufsucht finden Hintertürchen, um weiter unnötige Dinge einzukaufen, obwohl sie mit sich selbst und anderen Personen vereinbart hatten, dies nicht mehr zu tun. Und Betroffene, die keine finanziellen Mittel mehr zur Verfügung haben, sind oft gedanklich ganz stark mit Kaufthemen beschäftigt. Sie kanalisieren ihren Kaufdrang beispielsweise in Form von Schaufensterbummeln oder exzessivem Browsen auf Shopping-Websites. Nichtsdestotrotz ist eine Verhaltensänderung möglich, am besten Schritt-für-Schritt.

3.4 Eigene Fortschritte wahrnehmen und sich loben

Wenn Sie Ihr Kaufverhalten in kleinen, machbaren Schritten stetig anpassen und dabei konsequent an Ihren persönlichen Einstellungen und Ihrer Änderungsmotivation arbeiten, haben Sie gute Chancen. Es gibt einige Punkte, an denen Sie ansetzen können. Zum Beispiel ist es wichtig, dass Sie sich nicht nur auf Ihre Probleme und Misserfolge konzentrieren, sondern dass Sie auch Ihre Fortschritte beobachten. Loben Sie sich für jede Verhaltensänderung in die gewünschte Richtung und sagen Sie sich selbst, dass Sie das gut gemacht haben und, dass Sie es schaffen werden. Instruieren Sie sich, dranzubleiben und weiterzumachen. Belohnen Sie sich selbst, indem Sie etwas Angenehmes machen. Wählen Sie dafür eine Aktivität aus, die relativ einfach und ohne großen Aufwand für Sie durchführbar ist. Diese Aktivität sollte nichts mit Kaufen oder Anschaffungen zu tun haben.

3.5 Rückfälle gehören dazu

Das krankhafte Kaufverhalten hat sich in aller Regel über viele Jahre entwickelt. Es lässt sich nicht innerhalb weniger Wochen wieder abschalten. Der Veränderungsprozess kann sich äußerst zäh gestalten. Rückschläge gehören dazu. Typisch für Kaufsucht ist ja, dass das Kaufen hilft, unangenehme Gedanken und Gefühle auszublenden (vgl. Kapitel 1.1 und 2.3). Wenn Sie auf Kaufattacken verzichten, verliert sich diese ablenkende Wirkung und die unangenehmen Gedanken und Gefühle werden spürbarer. Sie werden sich allerdings verringern, wenn Sie lernen, angemessen darauf zu reagieren. Das neue Verhalten ist dann langfristig viel erfolgreicher, dauerhaft angenehmer und gesünder. Die negativen Gedanken und Gefühle können durchaus einen Rückfall provozieren, der mit Gewissensbissen und Schuldgefühlen einhergeht, die ihrerseits weitere Rückfälle auslösen können (vgl. Abbildung 2 auf S. 18).

Nutzen Sie Rückfälle, um zu analysieren, was passiert ist und was Sie daran gehindert hat, dem Kaufwunsch erfolgreich zu widerstehen. Gehen Sie noch einmal zu Kapitel 3 zurück und lesen Sie sich das Kapitel 3.1.1 zur *Änderungsmotivation* sowie unsere Empfehlungen zur *Selbstbeobachtung* in Kapitel 3.1.4 aufmerksam durch. Fragen Sie sich, wo Sie gerade stehen. Wie schwer fällt Ihnen der Verzicht auf die Kaufsucht? Wo können Sie Energie tanken und Unterstützung bekommen, um sich der Kaufsucht zu stellen? Welche Strategien aus Kapitel 3.1 haben Sie angewendet und welche nicht? Und wenn nicht: warum nicht? Wie werden Sie das nächste Mal vorgehen?

Es kann eine Weile dauern, bis es Ihnen gelingt, die Kaufsucht zu kontrollieren. Oft hängt der Erfolg auch davon ab, wie intensiv man sich mit den zugrunde liegenden Problemen auseinandersetzt. Eine Therapie kann Sie dabei unterstützen, die Hintergründe zu erkennen und Bewältigungsstrategien für etwaige „Grundprobleme" zu erlernen.

3.6 Psychotherapie

Professionelle Hilfe können niedergelassene Psychologinnen und Psychologen, psychotherapeutisch tätige Ärztinnen und Ärzte bzw. Psychiaterinnen und Psychiater sowie Spezialambulanzen anbieten. Sollten Sie Schwierigkeiten haben, diese Optionen in Ihrer Umgebung zu finden, dann sprechen Sie Ihre hausärztliche Praxis oder eine Ärztin bzw. einen Arzt Ihres Vertrauens an und bitten um Vermittlung. Auch Beratungsstellen der Suchthilfe sind gute Anlaufstellen im Hilfesystem. Erste Informationen zum Nachlesen finden Sie daneben auch in der im Anhang (vgl. S. 58) vorgestellten Literatur.

Leider ist die Versorgungsstruktur für Menschen mit Kaufsucht immer noch alles andere als flächendeckend. Viele Kolleginnen und Kollegen haben wenig oder gar keine Erfahrung in der Behandlung von Kaufsucht. Aber sie haben sicher Erfahrung in der Behandlung psychischer Störungen und können diese auf die Therapie von Menschen mit Kaufsucht übertragen. Unabhängig davon, an wen Sie sich wegen professioneller Hilfe wenden, Sie sollten Ihr Kaufsuchtproblem gleich am Anfang ehrlich benennen, um eine störungsspezifische Behandlung zu ermöglichen.

Verschiedene Vorurteile könnten Sie daran hindern, eine Therapie aufzusuchen. So haben manche Betroffene das Gefühl, dass sie allein mit ihren Problemen klarkommen müssen und, dass Psychotherapie reiner Luxus ist, auf den man verzichten kann. Zudem könnten Sie oder andere es als persönliche Schwäche begreifen, wenn man eine Psychotherapie benötigt. Es ist wichtig, an dieser Stelle noch einmal deutlich zu machen, dass Kaufsucht eine psychische Störung ist, die häufig nicht ohne professionelle Hilfe zu bewältigen ist.

Auch schambesetzte Themen, z.B. die Offenlegung von Schulden oder Strafverfahren, könnten Sie davon abhalten, Hilfe in Anspruch zu nehmen. Die Auseinandersetzung mit diesen unangenehmen Themen ist jedoch notwendig, um die Kaufsucht nachhaltig zu bewältigen. Hier kann eine Gruppentherapie für Kaufsucht hilfreich sein, in der Sie merken werden, dass Sie mit diesen unangenehmen Themen nicht allein sind.

Die meisten Wirksamkeitsstudien liegen zu verhaltenstherapeutischen Ansätzen vor. Allerdings gehen wir davon aus, dass auch andere Behandlungsformen bei Kaufsucht hilfreich sein können. In Abbildung 7 haben wir beispielhaft Module einer Verhaltenstherapie für Kaufsucht zusammengetragen.

In der Therapie werden Sie zunächst bei der Analyse Ihrer Kaufgewohnheiten („Ist"), bei der genauen Zielbeschreibung („Soll") und Stärkung Ihrer Änderungsmotivation unterstützt. Dabei wird häufig mit motivationsfördernden Übungen gearbeitet, z.B. mit Pro- und Kontralisten. Auch Hausaufgaben sind üblich, da Sie Ihnen helfen, sich auch außerhalb der Therapiesitzungen mit Ihrem Kaufverhalten auseinanderzusetzen.

Ein elementarer Grundbaustein von Verhaltenstherapie sind die Verhaltensanalysen, die Sie in (stark) vereinfachter Form bereits in Kapitel 3.1 kennengelernt haben (vgl. Abbildung 5 und Abbildung 6). Aufbauend auf Verhaltensanalysen lernen Sie, mit den Auslösern von Kaufattacken anders umzugehen als bisher. Sie können Bewältigungsstrategien entwickeln und anwenden ler-

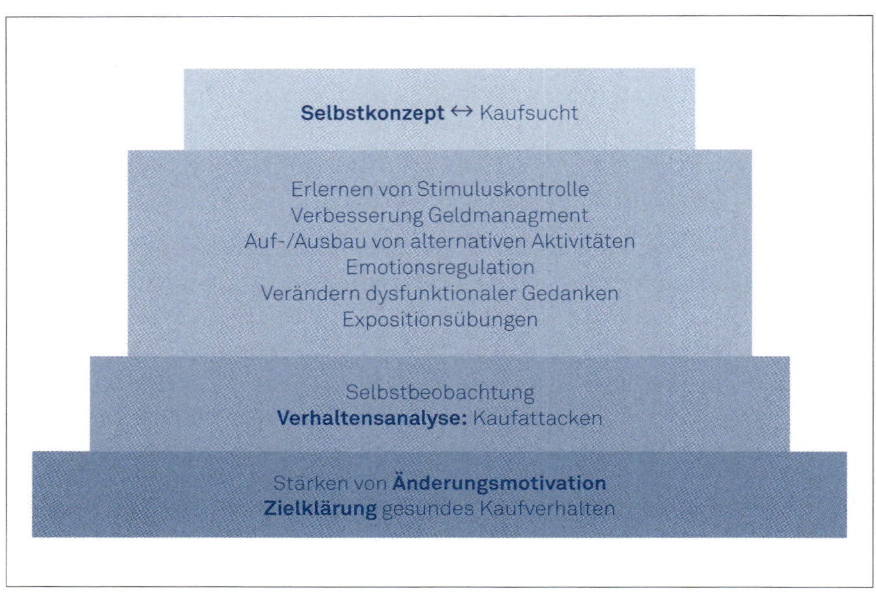

Abbildung 7: Therapiemodule bei Kaufsucht

nen (z.B. die Kontrolle über innere und äußere Reize/Stimuluskontrolle, Alternativverhalten aufbauen, Hinterfragen dysfunktionaler Gedanken, Emotionsregulation). Hinzu kommen sogenannte Expositionsübungen. Dabei können Sie über die bewusste, geplante Konfrontation mit „attraktiven" äußeren Kaufreizen (vgl. Kapitel 2.2) und ein angemessenes „Reaktionsmanagement" auf diese Reize trainieren, Ihr Kaufverlangen zu kontrollieren. Eine wichtige Erfahrung ist hier, dass der Kaufdrang tatsächlich mit der Zeit nachlässt, also nicht endlos und auch noch nicht einmal sehr lange anhält. Mit zunehmender Übung geht der Drang sogar immer schneller runter.

Ein weiterer Schwerpunkt der Therapie ist die Auseinandersetzung mit persönlichen Ansichten über das „Wie-man-sein-soll" und „Wie-man-ist", mit materiellen Wertevorstellungen, irrationalen Konsumeinstellungen, Selbstwertproblemen, unerfüllten Bedürfnissen und spezifischen Persönlichkeitszügen. Die meisten Menschen mit Kaufproblemen haben ein niedriges Selbstwertgefühl, sind äußerst selbstkritisch und beurteilen sich negativ. Dabei werden eigene Stärken oft übersehen. Viele Betroffene nutzen das Einkaufen, um sich zufriedener und wertvoller zu fühlen. In der Therapie geht es darum, einen anderen Umgang mit den eigenen Problemen zu entwickeln, Denk- und Verhaltensmuster zu reflektieren und in Zusammenhang mit der aktuellen Lebenssituation und biografischen Erfahrungen zu bringen.

3.7 Können Medikamente helfen?

Die Wirkung von Medikamenten auf Kaufsucht ist kaum untersucht. Es gibt Hinweise darauf, dass bestimmte Antidepressiva oder Medikamente, die Craving (Drang nach dem Suchtmittel) bei Substanzabhängigkeiten verringern, hilfreich sein könnten. Allerdings ist nicht davon auszugehen, dass Kaufsucht durch die alleinige Einnahme eines bestimmten Medikamentes verschwindet. Dennoch kann eine medikamentöse Mitbehandlung im Einzelfall unterstützen. Wenn die Kaufsucht beispielsweise mit einer starken Depression einhergeht, können Antidepressiva den Therapieprozess sogar begünstigen. Dabei müssen jedoch immer möglicher Nutzen und Nebenwirkungen des Medikaments gegeneinander abgewogen werden.

3.8 Geschafft! Und nun? Für den Notfall planen

Wenn Sie es endlich geschafft haben, Ihr pathologisches Kaufverhalten zu überwinden, sollten Sie wachsam bleiben. Ausrutscher und Rückfälle sind nicht ausgeschlossen. Ein Ausrutscher beschreibt eine einmalige und meist kurzzeitige Entgleisung des Kaufverhaltens, die im Gegensatz zu einem Rückfall jedoch nicht zu einem ernsthaften Wiederauftreten von Kaufsucht führt. Es gibt unterschiedliche Gründe für das Auftreten von Ausrutschern und Rückfällen. Daher sollten individuelle Lösungsstrategien und ein Notfallplan für riskante Situationen erarbeitet werden. Sie können dies selbst vorbereiten. Im folgenden Kasten finden Sie einige Aussagen, die sich auf das Rückfallrisiko beziehen.

Aussagen zum Rückfallrisiko

1. Sie wissen nicht, wie viel Geld Sie pro Woche/ Monat zur Verfügung haben.	☐ Ja	☐ Nein
2. Sie kontrollieren Ihre Finanzen nicht und haben keinen Überblick über Einnahmen und Ausgaben.	☐ Ja	☐ Nein
3. Sie halten sich nicht an Ihr Budget.	☐ Ja	☐ Nein
4. Sie kaufen spontan und ungeplant ein.	☐ Ja	☐ Nein
5. Sie verheimlichen Einkäufe oder verstecken die Konsumgüter.	☐ Ja	☐ Nein
6. Sie wissen nicht, welche Bedürfnisse hinter den Einkäufen stecken.	☐ Ja	☐ Nein

Sollten Sie mehrere dieser Aussagen bejahen, empfehlen wir, das Gelernte noch einmal aufzufrischen. Zudem enthält der folgende Kasten noch einige Hinweise zur Selbsthilfe.

Hinweise zur Selbsthilfe

1. Bereiten Sie sich auf mögliche Ausrutscher und Rückfälle vor. Überlegen Sie, welche Risikosituationen, Gedanken und Gefühle bei Ihnen Kaufverlangen auslösen und das Rückfallrisiko erhöhen könnten.
2. Falls Sie einen Ausrutscher oder Rückfall haben: Verlassen Sie die Situation. Teilen Sie sich einer Vertrauensperson mit.
3. Sobald Sie sich wieder stabilisiert haben, können Sie mit einer Ausrutscher-/Rückfallanalyse beginnen: Versuchen Sie, die konkreten Auslöser zu erkennen. Wo? Wann? Was haben Sie gemacht? Was haben Sie gedacht? Was haben Sie gefühlt? (vgl. dazu Kapitel 3.1.4)

4. Überlegen Sie, welche Fertigkeiten und Strategien Ihnen bisher am besten geholfen haben, um die Kaufsucht zu bewältigen und wenden Sie diese (wieder) konsequent an.
5. Führen Sie die Kaufprotokolle (vgl. Anhang).
6. Reflektieren Sie irrationale Gedankengänge in Zusammenhang mit dem Kaufverhalten.
7. Bleiben Sie achtsam für suchtnahe Verhaltensweisen, wie z. B. vermehrtes „Window-Shopping", Stöbern in Katalogen oder ausgiebiges Recherchieren auf Shopping-Websites.
8. Erweitern Sie Ihren Aktivitätsradius. Beschäftigen Sie sich mit anderen Dingen als Einkaufen.
9. Nehmen Sie an einer Selbsthilfegruppe für Kaufsucht teil.
10. Bereiten Sie einen konkreten Notfallplan vor, den Sie nach einem Rückfall anwenden können (Wen wie kontaktieren? Wohin gehen? Wem davon wie erzählen? Wie die eigenen Emotionen regulieren? Wie mit der Scham umgehen? Etc.)

Bei möglichen auslösenden Faktoren, die Sie vorhersehen können (z. B. ein Umzug) ist es wichtig, sich im Vorfeld über problematische Aspekte klar zu werden und einen „Rückfallplan" zu erstellen. Prinzipiell sollten Sie den sowohl vorhersehbaren als auch überraschenden Konfrontationen mit Kaufreizen mit wachsender Zuversicht und Selbstachtung entgegentreten. Deswegen ist es wichtig, auch nach Abschluss einer Beratung oder erfolgreichen Therapie die erlernten Fertigkeiten weiter zu üben. Machen Sie sich bewusst, was Sie alles schon erreicht haben. Loben Sie sich, stellen Sie Ihr Licht nicht unter den Scheffel. Zu sich selbst dürfen Sie ehrlich sein, auch beim Selbstlob! Behalten Sie am besten die hilfreichen Strategien längerfristig bei, die Ihnen bei der Bewältigung der Kaufsucht geholfen haben. Organisieren Sie sich in einer Selbsthilfegruppe für Kaufsucht. Wenn es keine Selbsthilfegruppe an Ihrem Wohnort gibt, überlegen Sie, ob Sie eine gründen können und mit wem. Suchen Sie Unterstützung in der Familie und im Freundeskreis. Falls dies nicht ausreicht, suchen Sie Unterstützung in einer Fachstelle der Suchthilfe oder nehmen sie (wieder) psychotherapeutische Hilfe in Anspruch. Wie schon gesagt: Manchmal muss das Gelernte noch einmal aufgefrischt werden.

4 Was können Angehörige tun?

Das Phänomen Kaufsucht ist für Angehörige und den Bekannten- und Freundeskreis oft unverständlich. Es ist ja auch schwer zu vermitteln, warum ein Mensch trotz Verschuldung, familiärer Zerrüttung und vielleicht sogar Strafanzeigen nicht aufhören kann, exzessiv einzukaufen. Umgekehrt verursacht dieses Unverständnis bei den Betroffenen weiteren Leidensdruck. Sie haben das Gefühl, von Angehörigen, Freundinnen und Freunden oder Bekannten nicht ernst genommen zu werden. Dabei fällt es Menschen mit Kaufsucht schwer, sich anderen gegenüber zu öffnen, da ihnen die Abhängigkeit von materiellen Werten und die unangemessenen finanziellen Ausgaben oft peinlich sind. Das Ausmaß der Kaufsucht wird lange Zeit verharmlost und die finanziellen Nöte werden verleugnet. Das belastet die Beziehungen zu anderen Menschen, die sich womöglich zunehmend hilflos fühlen.

Noch ein anderer Punkt ist wichtig: Es kann vorkommen, dass Betroffene, sobald sich die Kaufsucht bessert, andere Verhaltensweisen exzessiver betreiben. Beispielsweise könnte es passieren, dass die Kaufsucht sinkt und dann stattdessen mehr gegessen, geraucht oder Alkohol konsumiert wird. Natürlich ist dies nicht hilfreich und kann das soziale Miteinander und die finanzielle Situation weiter verschlechtern. In Kapitel 1.8 haben wir bereits mögliche Verlagerungen auf andere unangemessene Bewältigungsstrategien diskutiert.

Außerdem können Veränderungen dauern oder stagnieren. Kleine Schritte in die gewünschte Richtung werden von Außenstehenden manchmal nicht wahrgenommen oder als zu dürftig beurteilt. Im Therapieverlauf können Misserfolge auftreten und sogar Rückfälle. Oder es tauchen völlig andere (Lebens-)Themen auf, die plötzlich im Vordergrund stehen und einer Bearbeitung bedürfen.

All das kann zu wachsender Frustration im sozialen Umfeld führen. Diese Reaktion ist völlig normal, kann jedoch weitere Konflikte mit sich bringen. Vorwürfe, Resignation oder negative Zuschreibungen verschärfen das Ganze womöglich. Was also tun?

Wir empfehlen, dass sich nicht nur die Betroffenen, sondern auch ihre Angehörigen oder andere ihnen nahestehende Personen über das Störungsbild informieren. Das ist der erste Schritt, um dem Kaufsuchtproblem die erforderliche Ernsthaftigkeit und mehr Verständnis entgegenbringen zu können. Dafür eignen sich neben diesem Ratgeber diverse andere Unterlagen. Einige davon haben wir in der Literaturliste im Anhang (vgl. S. 57f.) aufgelistet.

Geduld und Lob für kleine Fortschritte wirken unterstützend. Wiederholte Appelle an die Betroffenen, dass sie sich nun endlich zusammenreißen und einfach nichts Unnötiges mehr einkaufen sollen, bringen hingegen wenig. Wie in Kapitel 2 beschrieben, wird Kaufsucht durch ein komplexes Bedingungsgefüge ausgelöst und aufrechterhalten. Dazu gehören bei einer schon länger bestehenden Kaufsucht auch automatisierte, zwanghafte Reaktionen, die mit neuroadaptiven Veränderungen[2] im Gehirn zusammenhängen, die denen bei Substanzabhängigkeiten ähneln. Das heißt nicht, dass Menschen mit Kaufsucht dieser psychischen Störung völlig ausgeliefert sind. Es geht natürlich darum, dass sie die Kontrolle über ihr Kaufverhalten erlangen. Aber das klappt häufig nicht von heute auf morgen.

Angehörige sollten versuchen, die Betroffenen zu unterstützen. Damit ist nicht die wiederholte Übernahme der durch die Kaufsucht verursachten Schulden gemeint. Das bedeutet auch nicht, dass die Angehörigen längerfristig die Verantwortung für die finanziellen Belange der betroffenen Person übernehmen sollen. Das kann zwar kurzfristig unumgänglich sein, längerfristig verschiebt es das Beziehungsgefüge jedoch ungünstig. Eine Beziehung auf Augenhöhe ist schwerlich möglich, wenn die eine erwachsene Person der anderen erwachsenen Person das Geld zuteilt. Angehörige sollten zuhören, aber auch nicht unkritisch alles hinnehmen oder gar die alleinige Verantwortung für die Kaufsucht bei sich verorten.

Es ist zielführend, wenn vielleicht auch etwas unangenehm, auffälliges Kaufverhalten frühzeitig anzusprechen. Dabei ist nicht sofort mit einem Eingeständnis des Problems auf Seiten der Betroffen zu rechnen. Gleichwohl können diese Hinweise einen korrigierenden Einfluss haben. Wichtig ist, dass

2 Das Gehirn lernt, ähnlich wie unsere Muskeln. Sie haben viele Male geübt, unangenehme Gefühle mit Kaufen zu „bewältigen", ein neues Verhalten muss ebenfalls mehrfach geübt werden. Einfaches Wissen reicht nicht, es muss geübt werden.

Angehörige unterstützen, nicht jedoch die Rolle von Therapeutinnen oder Therapeuten übernehmen sollten. Wenn die Kaufsucht so stark ausgeprägt ist, dass sie nicht mehr in Eigenregie bewältigt werden kann, sollte professionelle Hilfe genutzt werden. Der Beratungs- oder Behandlungswunsch ist bei Menschen mit Kaufsucht manchmal wesentlich geringer ausgeprägt als bei ihren Angehörigen. Das ist ein bekanntes Problem, an dem in der Beratung und Psychotherapie gearbeitet wird.

Harte Arbeit lohnt sich. Es bestehen gute Chancen das problematische Kaufverhalten zu verändern, wenn man es ernsthaft versucht. Sollte es allein nicht klappen, ist professionelle Hilfe verfügbar und sehr sinnvoll. Zudem braucht es manchmal mehrere Anläufe. Wir haben in unserer beruflichen Erfahrung viele positive Beispiele gesehen. Wirklich beeindruckend sind nicht Menschen, die nie Probleme haben (gibt es die überhaupt?), sondern Menschen, die ihre Probleme mutig angehen und in den Griff bekommen.

Anhang

Wissenschaftliche Literatur, die bei der Abfassung des Ratgebers genutzt wurde

Brand, M., Wegmann, E., Stark, R., Müller, A., Wölfling, K., Robbins, T.W. & Potenza, M.N. (2019). The Interaction of Person-Affect-Cognition-Execution (I-PACE) model for addictive behaviors: Update, generalization to addictive behaviors beyond internet-use disorders, and specification of the process character of addictive behaviors. *Neuroscience & Biobehavioral Reviews, 104*, 1–10. https://doi.org/10.1016/j.neubiorev.2019.06.032

Külz, A.K. & Voderholzer, U. (2018). *Pathologisches Horten*. Göttingen: Hogrefe. https://doi.org/10.1026/02785-000

Laskowski, N.M., Trotzke, P. & Müller, A. (2018). Brauchen versus kaufen: Wenn Warenkonsum zur Sucht wird. *Verhaltenstherapie, 28*(4), 247–255. https://doi.org/10.1159/000493888

Müller, A., Laskowski, N.M. & Tahmassebi, N. (2020). *Therapie-Tools Kaufsucht*. Weinheim/Basel: Beltz.

Müller, A. & Mitchell, J.E. (Eds.). (2011). *Compulsive buying: Clinical foundations and treatment*. New York: Routledge. https://doi.org/10.4324/9780203840962

Müller, A., Trotzke, P. & Steins-Löber, S. (2019). Kaufsucht im Internet. *Suchttherapie, 20*(04), 192–197. https://doi.org/10.1055/a-1018-7250

Müller, A., Wölfling, K. & Müller, K.W. (2018). *Verhaltenssüchte: Pathologisches Kaufen, Spielsucht und Internetsucht*. Göttingen: Hogrefe.

Empfehlenswerte Literatur zu Kaufsucht und häufigen Begleitstörungen

Zum Thema Kaufsucht gibt es bisher wenig Literatur. Einiges davon haben wir an dieser Stelle aufgeführt. Hinzu kommt die Literatur zu anderen psychischen Störungen, die oft mit Kaufsucht einhergehen. Auch diesbezüglich sind einige Literaturempfehlungen genannt, wobei die Liste sicher nicht erschöpfend ist.

Bohus, M. & Reicherzer, M. (2020). *Ratgeber Borderline-Störung. Informationen für Betroffene und Angehörige.* Göttingen: Hogrefe. https://doi.org/10.1026/02974-000

Hautzinger, M. (2018). *Ratgeber Depression. Informationen für Betroffene und Angehörige.* Göttingen: Hogrefe. https://doi.org/10.1026/02860-000

Hoyer, J., Beesdo-Baum, K. & Becker, E. S. (2016). *Ratgeber Generalisierte Angststörung. Informationen für Betroffene und Angehörige.* Göttingen: Hogrefe. https://doi.org/10.1026/02708-000

Michalak, J., Meibert, P. & Heidenreich, T. (2017). *Achtsamkeit üben. Hilfe bei Stress, Depression, Ängsten und häufigem Grübeln.* Göttingen: Hogrefe.

Wolkenstein, L. & Hautzinger, M. (2015). *Ratgeber Chronische Depression. Informationen für Betroffene und Angehörige.* Göttingen: Hogrefe.

Zimmer-Fine, S. (2008). *Kaufsucht: Mein Leben durch die Hölle.* Hannover: Tinto.

Selbsthilfegruppen

Die Nationale Kontakt- und Informationsstelle zur Anregung und Unterstützung von Selbsthilfegruppen (NAKOS) kann ein hilfreicher Ansprechpartner bei der Suche nach einer Selbsthilfegruppe in Ihrer Nähe sein: https://www.nakos.de/.

Sie können auch selbst eine Selbsthilfegruppe für Kaufsucht organisieren. Wenn es keine Selbsthilfegruppe an Ihrem Wohnort gibt, überlegen Sie, ob Sie eine gründen können und mit wem.

Arbeitsblatt

Arbeitsblatt: Kaufprotokoll

Datum	Uhrzeit	Ort (Geschäft, Kaufhaus, Internet, TV, Katalog etc.)	Waren	Preis

Datum: ______________

1

Behalten oder zurück-gegeben	Erstatteter Betrag	Tatsächlich ausgegebener Betrag	Gedanken	Gefühle
Ausgegebener Gesamtbetrag in der Woche: ________________				

Buchtipps

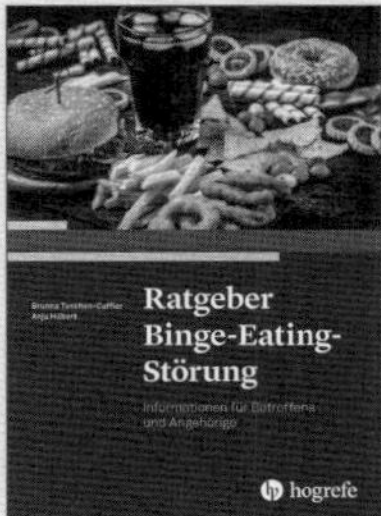

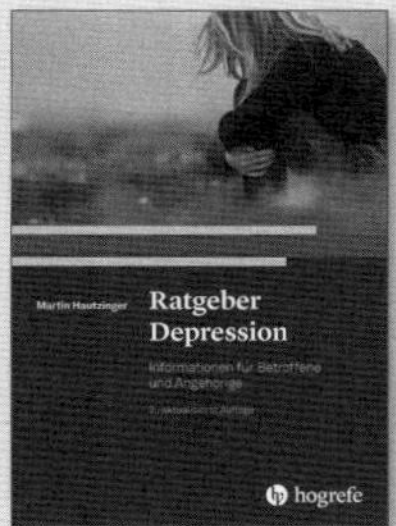

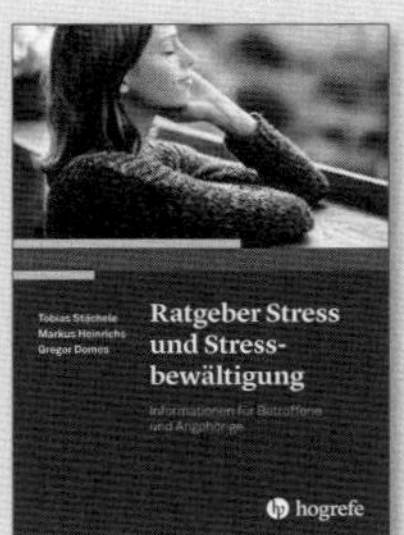

Brunna Tuschen-Caffier / Anja Hilbert
Ratgeber Binge-Eating-Störung
Informationen für Betroffene und Angehörige

(Reihe: „Ratgeber zur Reihe Fortschritte der Psychotherapie", Bd. 47). 2022, ca. 79 Seiten, Kleinformat, € 9,95 (DE) / € 10,30 (AT) / CHF 14.50
ISBN 978-3-8017-2225-8
Auch als eBook erhältlich

Der Ratgeber informiert über das Krankheitsbild, den Verlauf aufrechterhaltender Faktoren sowie Möglichkeiten der Therapie und Selbsthilfe bei der Binge-Eating-Störung.

Martin Hautzinger
Ratgeber Depression
Informationen für Betroffene und Angehörige

(Reihe: „Ratgeber zur Reihe Fortschritte der Psychotherapie", Bd. 13) 2., akt. Aufl. 2018, 76 Seiten, Kleinformat, € 8,95 (DE) / € 9,20 (AT) / CHF 11.90
ISBN 978-3-8017-2860-1
Auch als eBook erhältlich

Der Ratgeber klärt Betroffene und Angehörige über die Symptome, den Verlauf und die Ursachen von Depressionen auf. Er informiert über Behandlungsmöglichkeiten und stellt Selbsthilfemöglichkeiten vor.

Tobias Stächele et al.
Ratgeber Stress und Stressbewältigung
Informationen für Betroffene und Angehörige

(Reihe: „Ratgeber zur Reihe Fortschritte der Psychotherapie", Bd. 43) 2020, 103 Seiten, Kleinformat, € 9,95 (DE) / € 10,30 (AT) / CHF 13.50
ISBN 978-3-8017-2824-3
Auch als eBook erhältlich

Der Ratgeber gibt einen Überblick über Maßnahmen die helfen, Stress zu reduzieren und Anforderungen im Alltag und im Beruf gesundheitsförderlich zu bewältigen.

www.hogrefe.com

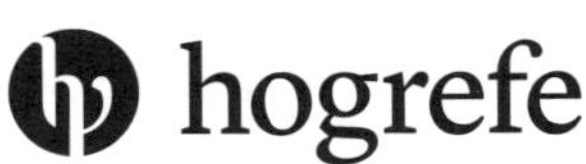

Buchtipps

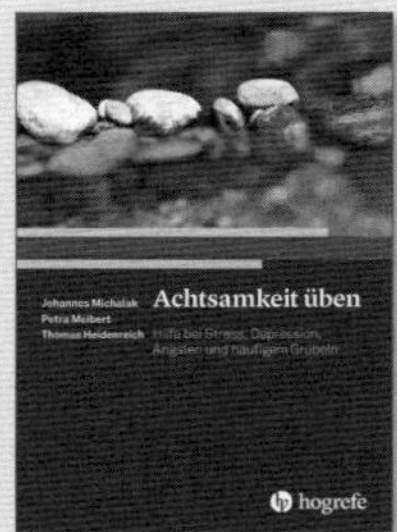

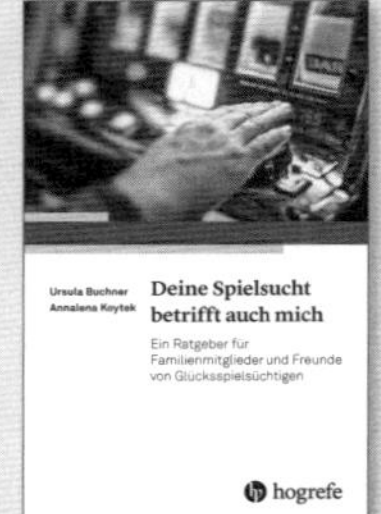

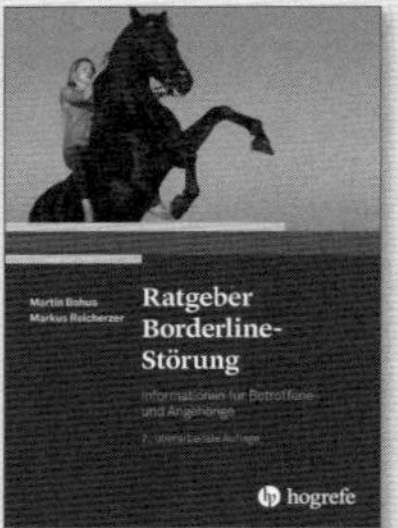

Johannes Michalak et al.
Achtsamkeit üben
Hilfe bei Stress, Depression, Ängsten und häufigem Grübeln

(Reihe: „Ratgeber zur Reihe Fortschritte der Psychotherapie", Bd. 40). 2017, 65 Seiten, Kleinformat, € 8,95 (DE) / € 9,20 (AT) / CHF 11.90
ISBN 978-3-8017-2676-8
Auch als eBook erhältlich

Der Ratgeber informiert darüber, was Achtsamkeit ist, wie Achtsamkeit wirkt und wie sie geübt werden kann. Er erläutert den Aufbau verschiedener achtsamkeitsbasierter Therapieprogramme und stellt verschiedene Achtsamkeitsübungen vor.

Ursula G. Buchner / Annalena Koytek
Deine Spielsucht betrifft auch mich
Ein Ratgeber für Familienmitglieder und Freunde von Glücksspielsüchtigen

2017, 159 Seiten, Kleinformat, € 19,95 (DE) / € 20,60 (AT) / CHF 26.90
ISBN 978-3-8017-2626-3
Auch als eBook erhältlich

Der Ratgeber informiert Angehörige von Glücksspielsüchtigen über die Erkrankung und zeigt Möglichkeiten auf, wie sie mit den bestehenden Belastungen besser umgehen können.

Martin Bohus / Markus Reicherzer
Ratgeber Borderline-Störung
Informationen für Betroffene und Angehörige

(Reihe: „Ratgeber zur Reihe Fortschritte der Psychotherapie", Bd. 24)
2., überarb. Aufl. 2020, 138 Seiten, Kleinformat, € 14,95 (DE) / € 15,40 (AT) / CHF 19.90
ISBN 978-3-8017-2974-5
Auch als eBook erhältlich

Der Ratgeber informiert über Merkmale der Borderline-Störung und das aktuelle Wissen zu deren Entstehung. Ziel ist es, Betroffene zu einer wirkungsvollen psychotherapeutischen Behandlung zu ermutigen.

www.hogrefe.com

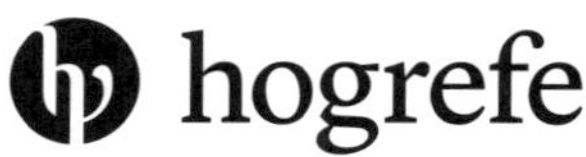